热带医学特色高等教育系列教材

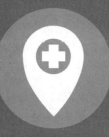

中药学导论

盛　琳　戴水平　王世宇　主编

U0385796

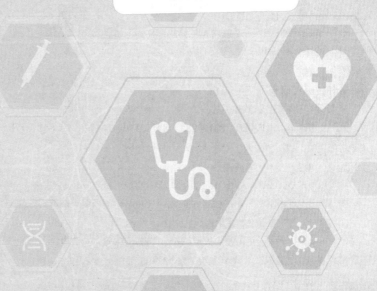

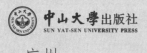

中山大学出版社
SUN YAT-SEN UNIVERSITY PRESS

· 广州 ·

图书在版编目（CIP）数据

中药学导论/盛琳，戴水平，王世宇主编. —广州：中山大学出版社，2021.4
（热带医学特色高等教育系列教材）
ISBN 978 - 7 - 306 - 07145 - 3

Ⅰ. ①中…　Ⅱ. ①盛…②戴…③王…　Ⅲ. ①中药学—医学院校—教材　Ⅳ. ①R28

中国版本图书馆 CIP 数据核字（2021）第 039316 号

出 版 人：王天琪
项目策划：徐　劲
策划编辑：吕肖剑　鲁佳慧
责任编辑：鲁佳慧
封面设计：林绵华
责任校对：邓子华
责任技编：何雅涛
出版发行：中山大学出版社
电　　话：编辑部 020 - 84110283，84113349，84111997，84110779，84110776
　　　　　发行部 020 - 84111998，84111981，84111160
地　　址：广州市新港西路 135 号
邮　　编：510275　　传　真：020 - 84036565
网　　址：http：//www. zsup. com. cn　E-mail：zdcbs@ mail. sysu. edu. cn
印 刷 者：广州市友盛彩印有限公司
规　　格：787mm×1092mm　1/16　　11.5 印张　　270 千字
版次印次：2021 年 4 月第 1 版　2023 年 8 月第 4 次印刷
定　　价：38.00 元

本书编委会

主 编:

盛　琳(海南医学院)　　　戴水平(海南医学院)

王世宇(成都中医药大学)

副主编:

李泽友(海南医学院)　　　罗海燕(海南医学院)

田建平(海南医学院)　　　李果果(海南医学院)

肖凤霞(广州中医药大学)　王英姿(北京中医药大学)

编写人员(以姓氏笔画为序)

王世宇(成都中医药大学)　王英姿(北京中医药大学)

田建平(海南医学院)　　　任守忠(海南医学院)

李果果(海南医学院)　　　李泽友(海南医学院)

张文平(云南中医药大学)　肖凤霞(广州中医药大学)

罗海燕(海南医学院)　　　盛　琳(海南医学院)

戴水平(海南医学院)　　　魏　娜(海南医学院)

前 言

Preface

　　"中药学导论"主要是为中药学专业新生了解中药学专业、巩固专业思想、学好专业课程而开设的一门课程。本课程通过对中药学专业各主要专业课程的特点及课程之间的联系，阐明如何学好中药学专业课程；通过介绍中药在其各研究领域的现状及其应用前景，让学生初步认识中药学的社会地位和社会功能，同时了解中药学的研究方向与方法。

　　本书可以在中药学专业新生的第一学期的教学活动中以讲座形式开展。本书共分九章，内容包括中医学基础、中药学与方剂学、中药化学、药用植物学与中药鉴定学、药理学与中药药理学、中药炮制学、中药药剂学、中药质量控制、药事管理学等。本书还附有中医药相关网络资源链接及介绍，以供学生学习与拓展。通过对中药学各主要专业课程的初步介绍，期望刚接触中药学专业的学生能对中药学的结构有初步的概念，对中药学工作的基本要求有初步的了解；并通过介绍我国中药学领域取得的成果、发展面临的挑战与机遇，使本专业学生进一步了解中药学教育与中药学事业的现状及国际化趋势，对中药学及其相关学科有较完整、系统的认识，培养学生的学习兴趣和学习方法，为学好各门相关课程奠定基础；也便于学生在接下来的学习中及早开展大学生创新性实验等相关实践活动，进而促进中药学专业学生知识、能力、素质的全面提高。

　　本书的编写由海南医学院联合成都中医药大学、北京中医药大学、广州中医药大学、云南中医药大学等学校相关学科任课教师完成。在编写过程中参阅了目前本专业课程使用的相关教材及各专业领域的相关研究成果，同时纳入一些实例分析，在此一并感谢。由于时间仓促，本书在编写中难免会有疏漏甚至错误之处，欢迎读者批评指正，以便编者今后修订提高。

编　者

2021 年 1 月

Contents

目 录

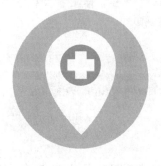

第一章 | 中医学基础

关键词

中医学　整体观念　辨证论治　中医学思维方法

内容提要

中医学，是发祥于中国古代的研究人体生命、健康、疾病的科学，是以自然科学知识为主体、与人文社会科学知识相交融的科学知识体系。中医学属于自然科学范畴，具有浓厚的社会科学特性，受中国古代哲学思想的深刻影响，是多学科知识相互渗透的科学。中医学基础内容十分丰富，主要包括阴阳五行、气血津液、脏腑经络、体质、病因、病机、诊法、辨证养生、防治及康复等，是中医药各学科的理论基础。

 第一节　中医学理论体系的形成和发展

一、中医学理论体系的形成

医学起源于人类维护生存和生产劳动中的医疗实践。先秦至汉末是中医学的形成时期。从远古到春秋时期是中医学的经验积累由低到高、由个别到一般的时期。这时的医学还没有形成体系，无论是经验还是理论认识，都比较个别、具体和零散。但是，中国古代长期的医疗实践积累了丰富的经验，为中医学理论体系的形成奠定了实践基础；中国古代科学的发展，如天文、历法、气象、农业等多学科知识对中医学的渗透和影响，为中医学理论体系的形成奠定了自然科学基础；古代哲学思想的影响，如自然观和阴阳五行学说，也有助于中国古代医家把散在的、零散的医疗经验，通过归纳总结和分析研究，形成理性认识，构建中医学理论体系。

在已出土的殷商时期的甲骨文中，便有大量关于疾病的名称。据《周礼·天官》记载，周代已有了"食医"（营养医）、"疾医"（内科）、"疡医"（外科）、"兽医"的医学分科，这说明当时的医疗技术已达到一定的水平。

从战国至汉代，中医学经过对医药经验的总结提升，形成了中医学的理论体系，其标志就是《黄帝内经》《难经》《伤寒杂病论》《神农本草经》这四大经典著作，其所载的内容，标志了中医学的理、法、方、药学术体系已经建立起来。中医学的基本理论、诊断方法、辨证原则、治疗方法、药物理论、配方理论、预防思想等，在上述四大经典中都有了明确具体的论述。

《黄帝内经》（以下简称为《内经》）成书于春秋战国至汉末，是我国现存最早的医学典籍之一。该书非一人一时所作，为众多医家学者几经编纂而成，分《素问》和《灵枢》两部分，共18卷，收集医学论文162篇。该书以当时先进的哲学思想为指导，对春秋战国以前的医疗成就和治疗经验进行了总结，系统地阐述了人体的组织结构、生理、病理，以及疾病的诊断、防治和养生等问题，从而推动了医学科学的发展，其内容包括藏象、经络、病因、病机、诊法、辨证、治则、针灸和汤液治疗等方面。《内经》的许多内容在当时处于世界领先地位。例如在血液循环方面，提出"心主身之血脉"的观点，认识到血液在脉管内"流行不止，环周不休"，这些认识比英国哈维在公元1628年发现血液循环早了

1 000 多年。又如食管与肠管的比例是 1：35，基本接近现代解剖学的 1：37。该书在阐述医理的同时，还对当时哲学领域里的一系列重要思想，如阴阳、五行、气、天人关系、形神关系等，进行了深入的探讨，奠定了中医学的理论基础，被标志着中医学独特的理论体系基本形成。

《难经》成书于汉代，托名秦越人。本书以问答形式阐述了人体的结构、生理、病理，以及疾病的病因、病机、诊断、治疗等问题，特别是在脉诊和针灸治疗方面，较《内经》更为详细。全书解释了《内经》的 81 个疑难问题，并补充其不足，故全称为《黄帝八十一难经》，进一步完善了《内经》的理论体系，使中医理论有了新的发展，故而备受后世医家所推崇。

东汉著名医学家张仲景在《内经》《难经》等理论基础上，进一步总结了前人的经验，并结合自己的临床实践，写成《伤寒杂病论》。原书一度亡佚，后经西晋医家王叔和搜集整理编纂，至宋代完善为《伤寒论》和《金匮要略》两书。《伤寒论》以《素问·热论篇》为基础，提出六经的形证和分经辨证治疗原则，确立了六经辨证论治的纲领。《金匮要略》以脏腑病机理论对内伤杂病进行证候分类。《伤寒杂病论》确立了辨证论治的理论体系，并且创造性地融理、法、方、药于一体，为临床医学及方剂学的形成和发展奠定了基础，被后世誉为"方书之祖"。

《神农本草经》成书不晚于东汉末期，是我国现存最早的药物学专著。为中药学的发展奠定了一定基础。

二、中医学理论体系的发展阶段

随着科学技术的进步和社会的发展，特别是长期医疗实践的积累，自汉代以后中医学呈现出全面发展的阶段，可分为四个时期。

（一）晋、隋、唐时期

晋、隋、唐时期，学科分化日趋成熟，临床各科迅速发展。西晋王叔和的《脉经》，提出 24 部脉，是我国现存最早的脉学专著。该书集汉以前脉学之大成，对脉学的形成和发展起了重要的推动作用。东晋葛洪所著《肘后方》，为早期的方剂学专书，所载药方价廉效著，治法简便易行。西晋皇甫谧著《针灸甲乙经》，发展了经络、腧穴和针灸治疗的方法和理论，确定了 349 个腧穴的部位、主治和刺治方法，是现存最早的针灸学专著。隋代巢元方编著的《诸病源候论》，详述病因病机和证候，是我国第一部病因病机证候学的专著。唐代孙思邈所著的《千金方》及王焘所著的《外台秘要》等，不仅论述了大量的医学内容，还汇集历代名方和一些海外传来的方剂，使汉代至唐代的诸多名家方剂得以传世。

（二）宋、金、元时期

受宋、金、元时期中国学术文化领域百家争鸣的影响，中医学领域产生了不同的医学流派。

宋代，陈无择著《三因极一病证方论》，提出三因学说；钱乙著《小儿药证直诀》，发展了脏腑辨证理论。金、元时期，刘完素著《素问玄机原病式》，阐述《内经》病机理论及运气学说，认为百病多因"火""六气皆从火化""五志过极，皆为热甚"，用药善用寒凉药物，后世尊为"寒凉派"，其学术思想及临床经验对明清时期温病学派的形成产生重要影响；张从正继承并发展了刘完素的学术思想，认为"人之生病，皆因邪气所致"，故治病应以"祛邪"为首务，治疗善用"汗、吐、下"三法，后世称之为"攻下派"或"攻邪派"；李东垣继承并发展了重脾胃的学术思想，著《脾胃论》，认为脾胃为元气之本，饮食不节、劳逸过度、情志刺激皆可损伤脾胃而致元气虚衰、百病丛生，故治疗当以补脾胃为先，养生亦应重视顾护脾胃，后世称之为"补土派"；朱丹溪集刘完素、李东垣、张从正三家之大成，善治杂病，创见颇多，倡导"阳有余阴不足论"和"相火论"，治病善用养阴药，后世称之为"滋阴派"。这四位著名医家被后人称为"金元四大家"。

（三）明、清时期

这一时期出现很多综合性医书。在明代，楼英的《医学纲目》和王肯堂的《证治准绳》，通论中医基础理论及临床各科证治。清代吴谦等编写的《医宗金鉴》和陈梦雷主编的《古今图书集成·医部全录》，为后世习医者提供了极大方便。在藏象学说的研究方面，明代张介宾的《景岳全书》和赵献可的《医贯》，对命门学说发展影响较大；李中梓提出"先后天根本论"，认为"肾为先天之本""脾为后天之本"，治疗疾病当固先后天根本，至今仍有重要意义。在温病学说方面，明代吴有性对瘟疫病的病因和致病途径提出创见；清代叶天士和吴鞠通创立"卫气营血辨证"和"三焦辨证"方法，并提出温病不同发展阶段的代表方剂和养阴清热的治疗大法。

（四）近现代时期

鸦片战争以后，西方医学大量传入中国，由于中西医两种医学体系的长期论争，产生了中西汇通派，此时期的特点是由中西论争发展至中西汇通乃至中西医结合。如清末朱沛文著《华洋脏象约纂》主张"中西医各有是非，不能偏主"，应"中西参照"；张锡纯著《医学衷中参西录》，强调从理论到临床都应衷中参西，主张中西药合用，开中西药并用于临床之先河。中华人民共和国成立后，中西医学工作者在整理研究历代医学文献的同时，运用现代科学方法研究中医基础理论，在经络与藏象实质研究等方面，取得了长足进展；引进了一些新的诊察方法与手段，开展了四诊客观化的研究；在使用现代科学技术来研究和发扬中药学方面，也做了许多很有价值的工作；众多医家研制了不少新的有效方剂，并利用现代科学技术与方法对一些古代著名方剂做了临床与实验研究，为方剂的研究开创了新的局面；临床在继承古代医家诊治经验的基础上，受西医学的影响，分科细化，并提出了中西医学辨证辨病相结合的新思路。上述这些都促进了中医学的发展。

第二节　中医学理论体系的基本特点

中医学在几千年的发展过程中，受古代哲学思想和思维方法的影响，使其对人体的生理、病理，以及对疾病的诊断、治疗等方面的认识独具特色，逐步形成了以整体观念、辨证论治为主要特点的理论体系。

一、整体观念

（一）整体观念的基本概念

整体观念就是强调在观察分析和研究处理问题时，必须注重事物本身的统一性、完整性和联系性。中医学非常重视人体本身的统一性、完整性及其与自然界的相互关系，形成了独特的整体观念，即人体是个有机的整体，人与自然、社会密切相关。这一观念始终贯串于中医对生理、病理、诊断、治疗等方面的认识。

（二）整体观念的主要内容

1. 人体是一个有机的整体

人体中的任何局部都是整体的一个组成部分，这些组成部分之间是相互联系的，不仅在生理上相互协调，而且在病理上也相互影响，共同构成人体的有机整体。

（1）生理上的整体性。这主要体现在两个方面：

一是构成人体的各个组成部分在结构与功能上是完整统一的，即五脏一体观。

中医学认为，人体是一个以心为主宰、以五脏为中心的有机整体。人体是由肝、心、脾、肺、肾五脏，胆、小肠、胃、大肠、膀胱、三焦六腑，筋、脉、肉、皮、骨五体，以及目、舌、口、鼻、耳、前后二阴等诸窍共同组成的。其中，每一个组成部分都是一个独立的器官，都有其独特的功能。然而，所有的器官都必须通过经络沟通，互相联系，这种联系具有独特的规律，即一脏、一腑、一体、一窍构成一个系统。肝、胆、筋、目构成肝系统，心、小肠、脉、舌构成心系统，脾、胃、肉、口构成脾系统，肺、大肠、皮、鼻构成肺系统，肾、膀胱、骨、耳及二阴构成肾系统。每一个系统皆以脏为核心，故五大系统以五脏为中心。五脏代表人体的五个系统。人体的所有器官都可以包括在这五个系统之中，这种五脏一体观反映了人体内部器官不是孤立的而是相互关联的有机整体的思想。

由脏、腑、体、窍共同组成的结构严密、分工有序的整体，通过精、气、血、津液有条不紊地进行正常的生理活动。在生理活动过程中，每一脏、一腑、一体、一窍都发挥其独特的功能。同时，脏、腑、体、窍之间，系统内部既互相联系、互相影响，系统和系统之间又互相配合、互相制约，并以心为最高统帅。心是"五脏六腑之大主"，主宰整个生命活动。这种整体调节下的分工合作，体现了人体局部与整体的统一。

二是人的形体与精神是相互依附、不可分割的，即形神一体观。

形体是指构成人体的脏腑、经络、五体和官窍及运行或贮藏于其中的精、气、血、津液等。它们以五脏为中心，以经络为联络通路，构成一个有机整体，并通过精、气、血、津液的贮藏、运行、输布、代谢，完成机体统一的机能活动。

"神"有广义与狭义之分：广义的神是指人体生命活动的总体现或主宰者；狭义的神是指人的精神意识思维活动，包括情绪、思想、性格等一系列心理活动。

形神一体观即是形体与精神的结合与统一。在活的机体上，形与神是相互依附，不可分离的；形是神的藏舍之处，神是形的生命体现；神不能离开形体而单独存在，有形才能有神，形健则神旺；而神一旦产生，就对形体起着主宰作用。形神统一是生命存在的保证。

（2）病理上的整体性。在病理异常时，脏腑功能失常，可以通过经络反应于体表、组织或器官；体表、组织或器官有病，也可以通过经络影响所属脏腑。

中医学分析疾病的病理机制也首先着眼于整体，着眼于局部病理变化所引起的整体病理反映，既重视局部病变和与之相关的脏腑经络，更重视病变之脏腑经络对其他脏腑经络产生的影响。从五脏一体观出发，各系统内部可以相互影响。如肝开窍于目，肝的经脉上行连目系，肝火上炎可见面红目赤，肝血不足可导致视力减退；脾开窍于口，胃火炽盛者口疮、牙痛多发。系统和系统之间也可以相互影响，如肝火可传入心，致肝心火旺，可见急躁易怒、心烦失眠；传入肺，致肝火犯肺，可见胁痛咯血；也可传入胃，致肝火犯胃，而见脘痛泛酸，甚至呕血。

（3）诊治上的整体性。人体的局部与整体是辩证统一的。各脏腑、经络、形体、官窍在生理与病理上是相互联系、相互影响的。人体某一局部的病理变化往往影响全身脏腑的功能和气血阴阳的盛衰，而脏腑功能及气血阴阳的盛衰又可表现为体表、官窍、形体、色脉等外在变化。因而，在诊察疾病时，可通过观察分析形体、官窍、色脉等外在的病理表现，推测内在脏腑的病理变化，从而做出正确诊断，为治疗提供可靠依据。验舌与面部色诊等都是中医学整体诊病思想的具体体现。如舌通过经络直接或间接与五脏相通，体内脏腑的虚实、气血的盛衰、津液的盈亏，以及疾病的轻重顺逆，都可呈现于舌，所以察舌可测知内脏的功能状态。如瘀血体质者，舌诊可见瘀点瘀斑。

中医学治疗疾病亦从整体观念出发，既注重脏、腑、形、窍之间的联系，也注重五脏系统之间的影响。如心开窍于舌，心与小肠相表里，用清心泻小肠火的方法可治疗口舌糜烂；肝病可影响心、肺、脾、肾；治肝病时可采取"先安未受邪之地"的方法，同时调理心、脾、肺、肾，控制其传变。

2. 人与自然界的统一性

（1）自然界环境的变化对人体生理的影响。人类生活在自然界中，自然界存在着人类赖以生存的必要条件。大自然存在的阳光、空气、水、温度、磁场、引力、生物圈等，构成了人类赖以生存、繁衍的最佳环境。同时，自然环境如季节气候、昼夜晨昏、地区方域等因素的运动变化又可直接或间接地影响人体的生命活动。机体的生理活动也随之发生相应的变化，以适应自然。当这些变化超越了一定的范围，便会发生相应的病理改变。这种人与自然环境息息相关的认识，即是"天人一体"的整体观，"人与天地相应"。"天"，此指整个"自然环境"而言，包括气候和地域环境；若"天"与"地"是相对而言，"地"则主要指"气候"。

一年间气候变化的规律一般是春温、夏热、秋凉、冬寒。自然界的生物在这种规律性气候变化的影响下，出现春生、夏长、秋收、冬藏等相应的适应性变化，而人体生理也随季节气候的规律性变化而出现相应的适应性调节。春夏温热，阳气升发，故人体腠理开泄而汗出以散热，脉多浮大；秋冬寒凉，阳气收藏，故人体腠理密闭而少汗，脉多沉小。

一日之内的昼夜晨昏变化，对人体生理也有不同影响，而人体也要与之相适应。昼夜晨昏变化对人体的影响：人体早晨阳气初生，运行于外；至中午最盛，推动着人体的各种功能活动；傍晚、入夜则阳气内敛，便于人们的休息。

近年来，时间生物学研究表明，日月的阴晴圆缺、昼夜的晨昏更替、四季的寒暑更迭，对人的血压、情绪、内分泌调节、生老病死、药物作用的发挥等都有明显的影响。

地域环境是人类生存环境的要素之一，主要指地势的高低、地域性气候、水土、物产及人文地理、风俗习惯等。地域气候的差异，地理环境和生活习惯的不同，在一定程度上也影响着人体的生理活动和脏腑机能，进而影响体质的形成。

如我国南方偏于湿热，人体腠理多疏松；北方偏于燥寒，人体腠理多致密。长期居住某地的人，一旦迁居异地，常感到不适应，或生皮疹，或生腹泻，习惯上称为"水土不服"。

同时，中医学认为，人类对自然的适应，不是被动的，而是主动的、积极的。古人提出的"动作以避寒，阴居以避暑""夏则虚敞，冬则温密""屋宇清洁无秽气，不生瘟疫病"等，都是我国古代劳动人民改造和适应自然环境的简单而有效的方法，有助于而提高健康水平，减少疾病的发生。

（2）自然界环境的变化对人体病理的影响。人类适应自然环境变化的能力是有一定限度的。如果气候变化过于剧烈或急骤，超出了人体的适应调节范围，或机体的调节机能失常，不能对自然环境的变化做出适应性调节时，就会导致疾病的发生。因此，疾病的发生关系到人体正气的适应、调节、抗邪等能力与自然界邪气致病的能力两个方面。若人体正气充沛，适应、调节及抗病能力强，能抵御邪气的侵袭，一般不会发病；若气候特别恶劣，而人体正气相对不足，抵御病邪的能力相对减退，病邪就会乘虚侵入而致病。

在四时气候的异常变化中，常可发生一些季节性多发病或时令性流行病，如：春季多发温病，夏、秋季多痢疾、腹泻、疟疾，冬季多病伤寒；北方易受风寒，南方多患湿热。某些慢性病恢复期中，也往往由于气候剧变或季节交替而使病情加重、恶化或旧病复发。昼夜的变化，对疾病也有一定影响。《灵枢·顺气一日分为四时》说："夫百病者，多以旦慧、昼安、夕加、夜甚。"

地域环境的不同，对疾病也有一定的影响。某些地方性疾病的发生，与地域环境的差异密切相关。地域不同，人的体质有异，所患疾病也不同。

（3）自然环境与疾病防治的关系。在疾病的防治过程中，必须重视外在自然环境与人体的关系。在养生防病中应顺应自然规律，在治疗过程中应遵循因时、因地制宜的原则。

气候变化影响着人体的生理、心理和病理变化，在养生防病中，要顺应四时气候变化的规律，"法于四时""四气调神""春夏养阳，秋冬养阴"，以与自然环境保持协调统一，使精神内守，形体强壮。在气候变化剧烈或急骤时，要"虚邪贼风，避之有时"，防止病邪侵犯人体而发病。在治疗疾病时，要做到"必先岁气，无伐天和"，充分了解气候变化的规律，并根据不同季节的气候特点来考虑治疗用药，即所谓"因时制宜"。因时制宜的用药原则一般是春夏慎用温热，秋冬慎用寒凉。但对"能夏不能冬"的阳虚阴盛者，夏不避温热；"能冬不能夏"的阴虚阳亢者，冬不避寒凉。夏用温热之药培其阳，则冬不发病；冬用凉润之品养其阴，则夏日病减。遵四时之变而预培人体之阴阳，可收到事半功倍之效。此即所谓"冬病夏治""夏病冬治"。

根据人体气血随自然界阴阳二气的盛衰而有相应的变化，并应时有规律地循行于经脉之中的推理，古人创立了"子午流注针法"，按日按时取穴针灸，可更有效地调理气血、协调阴阳以防治疾病。

人体的生理、病理变化还受地域环境的影响，故在养生防病中，要选择适宜的地理环境，充分利用大自然所提供的各种条件，并积极主动地适应和改造自然环境，以提高健康水平，预防疾病的发生。我国的地理特点是，西北地势高而东南地势低，西北偏于寒凉干燥而东南偏于温热湿润。由于地有高下之异，气有温凉之别，故治疗时应因地制宜，西北少用寒凉之药而东南慎用辛热之品。

3. 人与社会环境的统一性

人不单是生物个体，也是社会中的一员，具备社会属性。人体的生命活动不仅受到自然环境变化的影响，也受到社会环境变化的制约。政治、经济、文化、宗教、法律、婚姻、人际关系等社会因素，必然通过与人的信息交换影响着人体的各种生理、心理活动和病理变化，而人也在认识世界和改造世界的交流中维持着生命活动的稳定、有序、平衡、协调，此即人与社会环境的统一性。

（1）社会环境对人体生理的影响。社会环境的差异，造就了个人的身心机能与体质的差异。这是因为社会的变迁，会给人们的生活条件、生产方式、思想意识和精神状态带来相应的变化，从而影响人的身心机能的改变。一般说来，良好的社会环境、有力的社会支持、融洽的人际关系，可使人精神振奋，勇于进取，有利于身心健康；而不利的社会环境，可使人精神压抑，或紧张、恐惧，从而影响身心机能，危害身心健康。

（2）社会环境对人体病理的影响。社会环境常有变更，人的社会地位、经济条件也随之变化。剧烈、骤然变化的社会环境，对人体脏腑经络的生理机能有较大的影响，从而损害人的身心健康。《素问·疏五过论》指出"尝贵后贱"可致"脱营"病，"尝富后贫"可致"失精"病，并解释说"故贵脱势，虽不中邪，精神内伤，身必败亡；始富后贫，虽不伤邪，皮焦筋屈，痿躄为挛"。不利的社会环境，如家庭纠纷、邻里不和、亲人亡故、同事之间或上下级之间的关系紧张等，可破坏人体原有的生理和心理的协调和稳定，不仅易引发某些身心疾病，而且常使某些原有疾病如冠心病、高血压、糖尿病、肿瘤的病情加重或恶化，甚至死亡。

（3）社会环境与疾病防治的关系。由于社会环境的改变主要通过影响人体的精神情志而对人体的生命活动和病理变化产生影响，因而预防和治疗疾病时，必须充分考虑社会因素对人体身心机能的影响，尽量避免不利的社会因素对人的精神刺激，创造有利的社会环境，获得有力的社会支持，并通过精神调摄提高对社会环境的适应能力，以维持身心健康，预防疾病的发生，并促进疾病向好的方面转化。

综上所述，中医学不仅认为人体本身是一个有机整体，而且认为人与自然、社会也是一个统一体。它以人为中心，以自然环境与社会环境为背景，用同源性和联系性思维对生命、健康、疾病等重大医学问题做了广泛的讨论，阐述了人与自然、人与社会、精神与形体及形体内部的整体性联系，认为人体自身的结构与机能的统一、"形与神俱"及人与自然、社会环境相适应是其健康的保证，而这种人体自身的稳态及其与自然、社会环境协调关系受到破坏则标志着疾病的发生。

二、辨证论治

辨证论治是中医学认识疾病、治疗疾病的主要手段之一，是中医学对疾病的一种特殊的研究和处理方法。

（一）辨证论治的基本概念

辨证，就是将"四诊"所收集的资料（症状和体征）通过综合分析，辨清疾病的原因、部位、性质和邪正关系，概括、判断为某种性质的证。论治，则是根据辨证的结果，选择和确定相应治疗原则和治疗方法的过程。

辨证和论治是中医诊治疾病过程中相互关联、不可分割的两个环节，是理论和实践的有机结合，是中医理、法、方、药在临床上的具体体现。辨证是决定治疗的前提和依据，论治是治疗疾病的具体手段和方法，治疗效果又是对辨证是否正确的检验。辨证论治的过程，就是认识疾病和治疗疾病的过程。

（二）辨证论治与辨病论治

辨证论治与辨病论治是相对而言的。辨病论治，是指确立疾病的诊断后，根据疾病确立治则治法。病是指机体在致病因素作用下发生的阴阳、气血、脏腑经络等病理变化的总过程。病代表了疾病过程的根本性矛盾，具有一定的发病、演变规律，在治疗上有常规大法可循。不同疾病可以有自己的专方、专药、专法治疗，如少阳病用小柴胡汤，百合病用百合类方，肠痈用大黄牡丹皮汤或薏苡附子败酱散，水银、硫黄治疥，常山、青蒿截疟，黄连、鸦胆子治痢等。

辨病论治与辨证论治又是密切相关的。一方面，疾病的本质和属性，必须通过证的形式表现于临床；另一方面，病又是证的综合和全过程的临床反应，证的内容和转化规律都是以病为前提条件的。证候的主症随病种的不同而有所不同，治疗也随病种的不同而有所不同，例如，同为脾虚证，胃脘痛的脾虚证主症是食后脘腹胀或痛，可不出现大便溏泄，而泄泻病之脾虚证主症是大便泄下如水，脘腹胀痛为次症或不出现。在补脾益气的同时，前者兼以行气止痛，后者兼以利湿止泄。辨病论治与辨证论治相结合，有利于提高治疗的针对性和疗效，亦可深化对证候标准规范等问题的认识和阐述。

要想正确运用辨证论治和辨病论治的原则，关键在于辩证地看待病与证的关系。既要看到一种病可以出现几种不同的证，又要看到不同的病在其发展过程中可以出现同一种证。因此，临床治疗时可以采取同病异治或异病同治的方法来处理。同病异治是指同一种疾病，由于表现的证不同，可采用不同治法。例如，麻疹初起，疹发不透，应发表透疹；中期肺热明显，常需清肺泄热；而后期多为余热未尽，肺胃阴伤，又宜养阴清热。异病同治则是指不同的疾病，在其发展过程中，如果出现了同一性质的证，便可采取相同治法。例如，久痢脱肛、子宫下垂等，虽是不同的病，但均属中气下陷证，就都可以用升阳举陷法治疗。可见，中医治病不是针对病的差别，而是主要着眼于证的异同，不同于不分主次、不分阶段、"一方一药对一病"的辨病疗法。这种针对疾病发展过程中不同性质的矛盾用不同的方法去解决的思想，正是辨证论治的精髓所在。

另外，在辨证论治和辨病论治之外，有时也可针对病人的症状，采取一些及时减轻病人痛苦的对症治疗方法，但这不能解决根本问题，有时还可能掩盖病情真相，贻误治疗。故对症治疗不能作为主要的治疗方法，并且要慎用。

 ## 第三节　中医学的主要思维方法

中医学用得较多的思维方法有比较、类比、演绎、以表知里、试探和反证五种。

一、比较

比较是考查对象之间的差异点与共同点的逻辑方法，包括空间上的比较和时间上的比较。空间上的比较是在既定形态上的比较，能够使我们认识和区分各种不同的事物；时间上的比较即在历史形态上的比较，能够使我们进一步发现同一事物随时间不同的变化规律。比较不能只识别现象的同一和差异，而应识别本质上的同一和差异。要在表面上差异极大的事物之间看出它们在本质上的共同点，在表面上极为相似的事物之间看出它们在本质上的差异点。比较是在相互联系中认识事物的一种方法，任何比较都是在一定关系上，根据一定标准进行的。没有标准，便无法进行比较。不同的标准，不能进行比较。中医学中同病异治和异病同治的诊治原则，即是基于比较这一科学的逻辑思维方法所建立的。

例如水肿病，对不同的病人进行比较，可辨出风水泛滥、水湿壅滞、脾肾阳虚等不同的证型，然后针对病机施以不同的治法，这是空间上的比较。同一病人，一般初起多为风水泛滥，治以宣肺利水，以祛邪为主；但如久病不愈，损伤阳气，肾失开阖，脾失健运，水液停滞，则多表现为脾肾阳虚型，治以温补脾肾、化气行水，以固本为主。这是时间上的比较。

又如《金匮要略》中虚劳、痰饮、消渴、妇人转胞这四种不同的疾病，在疾病发展变化过程中都可以出现肾虚症状，皆可用肾气丸主之，这也是空间上的比较。通过对病因、病机、病位、症状在空间既定形态异同的比较，既可区别它们是四种不同的病，又可找出它们肾虚的共同病机，进而提出相同的治疗方法。

在认识疾病的过程中，空间和时间两方面的比较往往是结合使用的。有些疾病由于治疗及其他条件所限，通过对时间上的比较不一定能自始至终地掌握疾病的发展变化，但通过对空间上同时并存的同一疾病的不同病人进行比较，就能认识到疾病在时间上的先后变化，可以由能够观察到的疾病证型推知无法观察到的疾病发展过程，达到掌握疾病发生、发展、变化规律的目的。总之，同病异治和异病同治中的比较方法，并不仅仅是现象（症状）的比较，而是本质上即病机的比较，病机同则治亦同，病机异则治亦异。

二、类比

类比也是自然科学中常用的思维方法。它是在比较的基础上，根据两个对象之间在某些方面的相似或相同，推出它们在其他方面也可能相似或相同的一种逻辑方法。这种方法是科学认识过程中获得新知识的一种重要手段，历来被学者们所重视，许多重要的发明都曾借助于类比法。中医学将类比称为"援物比类"（《素问·示从容论篇》），历代医家广泛应用。

在治疗疾病的具体方法上，中医也经常利用类比推理，发现新的方法。例如治疗上部火旺用"釜底抽薪"法，治阴虚肠液枯涸、大便秘结用"增水行舟"法，皆属此类。

尽管类比在许多情况下十分有效，但也存在局限性。由类比所得的结论不一定都是可靠的，必须通过实践检验。事物之间既有同一性，又有差异性。同一性提供了类比的逻辑依据，差异性则限制着类比结论的正确性。相似的两个对象之间，总存在一定差异，如果推导的内容正好是它们的不同点，那么，推出的结论就会发生错误，因此，类比是一种或然性推理。

三、演绎

演绎是从一般到个别的推理。演绎推理是一种必然性推理，其推出的结论正确与否主要取决于推理的前提是否正确和推理的形式是否合乎逻辑规则。在推理的形式合乎逻辑的条件下，只要前提真实，一定能得出真实的结论。

在中医学中，演绎常被用来阐释生命活动、疾病的诊断和治疗。例如，木有生长升发、条达舒畅的特性，肝属木，所以肝也具有生长升发、条达舒畅的生理特点。

四、以表知里

以表知里是通过观察事物的外在表现，来分析判断事物内在状况和变化的一种思维方法。此法在各门学科中被广泛应用。在中医学中，以表知里法应用最为普遍，古代医家称之为"有诸内必形诸外"。藏象学说即为最好的例证。"藏"是指藏于体内的内脏，"象"是指表现于外的生理、病理现象。例如，肺是藏于体内的内脏；呼吸是表现于外的生理功能；咳嗽气喘、咯血是表现于外的病理现象。没有"藏"就没有"象"，"象"是由"藏"产生的。二者是不可分割的整体，通过对"象"的观察，就能分析判断内脏的功能盛衰。这即是以表知里法的具体应用。

五、试探和反证

试探即根据对研究对象的考查结果，做出初步判断并提出相应的应对措施，然后根据措施施用后的反应，修正初步判断并决定下一步的措施。即提出初步设想，依据这种设想采取相应的措施，再通过观察措施在研究对象身上出现的反应，修正原有设想，以决定下一步措施的一种思维方法。

反证是从结果追溯和推测原因，并加以证实的一种逆向思维方法。例如，中医临床诊断方法即是根据临床表现来推断病因，称为"审证求因"。例如，湿性重浊，凡肢体沉重酸楚，分泌物、排泄物秽浊不清等症状皆为湿邪所致。

第四节 "中医学基础"课程的主要内容

"中医学基础"课程是中医理论体系的基础，是学习中医药学的入门课程，其所体现的思维方式，是从整体、联系、运动的观念出发，认识和解决医药学的相关问题，以其独特的思维方法和原理法则，客观地概括人体生命活动、病理变化、诊断治疗、养生康复的基本规律，指导临床实践和药物学的研究开发。

"中医学基础"课程的主要内容有中医学的哲学基础、藏象、气血津液、经络、体质、病因、病机、诊法、辨证、养生、防治及康复等。

一、中医学的哲学基础

任何一门科学都必须以一定的哲学思想为指导。产生于中国古代的中医学凭借着阴阳学说、五行学说构建了自己的理论体系，用来解释人体的结构、生理、病因、病机，并指导临床的诊断和防治，渗透到中医学的各个领域。

二、藏象

藏象理论是研究人体脏腑器官的形态结构、物质基础和生理功能、病理变化、相互关系，以及与外环境相互联系的理论，是中医理论体系的核心和基础。藏象理论包括脏腑（五脏六腑、奇恒之腑）和形体（五体、五华）官窍（五官九窍），涵盖了人体结构与功能的诸多内容。

三、气、血、津、液

气、血、津液既是生命活动的产物，也是构成人体、维持人体生命活动的物质基础，因此，这些物质的生成、输布、运行、生理作用的发挥等，都与脏腑、形体官窍、经络等有着十分密切的关系。

四、经络

经络是人体结构的主要组成部分，与脏腑、形体官窍等器官共同构成了完整的人体结构。经络是人体运行气血、联络脏腑肢节、沟通上下内外、调节人体机能的特殊网络系统。

五、体质

体质是人类不同的生命个体相对稳定的特征的差异。中医体质理论可用以说明人体对某些病因的易感性、耐受性和发病的倾向性，阐释发病原理、解释病理，并能指导临床的辨证、治疗用药和养生，因而具有广泛的临床意义。

六、病因

病因是引起疾病发生的原因。中医学将病因分为外感病因（六淫疫气）、内伤病因（七情内伤、饮食失宜、劳逸失度）、病理产物性致病病因（痰饮、瘀血、结石）和其他病因（外伤、药邪等）四类。中医学认识病因的思维方法是审证求因，因此，中医病因学着重阐述各种致病因素的性质和致病特点，以及所致疾病的临床表现。

七、病机

病机是指疾病发生、发展变化的机理，是疾病变化的本质所在，是疾病演变过程中的主要矛盾，也是医生临床工作中所要寻求和把握的关键。中医病机学包括发病机理和基本病机。

八、诊法

诊法就是医生通过望诊、闻诊（听声音和嗅气味）、问诊、切诊等方法，对疾病进行全面了解的感性认识过程。

九、辨证

辨证是医生将"四诊"所搜集的症状、体征等资料进行更深入的理性认识的过程。中医学常用的辨证方法有八纲辨证、气血津液病辨证、阴阳失调病辨证、脏腑病辨证、外感病辨证（包括六经、卫气营血、三焦辨证）。

十、养生、防治、康复

养生就是保养生命，使人长寿。顺应自然规律、重视调摄精神、形神兼养、动静结合、养精护肾、保养脾胃，是最理想的养生方法。中医学强调以预防为主，既重视既病防变，更重视未病先防，防重于治。已病之后所使用的扶正祛邪、治标治本、正治反治、调整阴阳和三因制宜等治则，是中医学最基本的治疗原则。病后调养，早日恢复健康，也是中医学十分重视的内容。

思考题

（1）中医学理论体系的基本特点是什么？

（2）整体观念的基本概念是什么？

（3）如何理解人体是一个有机整体？

（4）怎样认识人与自然环境的统一性？

（5）辨证与论治的基本概念和相互关系是什么？

参考文献

[1] 谢宁，张国霞. 中医学基础 [M]. 北京：中国中医药出版社，2016.

[2] 郑洪新. 中医基础理论 [M]. 4 版. 北京：中国中医药出版社，2018.

[3] 李德新，刘艳池. 中医基础理论 [M]. 2 版. 北京：人民卫生出版社，2011.

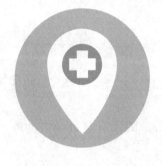

第二章 | 中药学与方剂学

关键词

中药　中药药性　中药的使用　方剂　组方原则

内容提要

中药学是研究中药基本理论和各味中药的来源、采制、性能、功效、临床应用等知识的学科，为进一步学习方剂学奠定基础，并为其他中药学科以性效为核心进行现代研究提供依据。方剂学是研究与阐明方剂基本理论及其临床运用等相关知识的学科，培养运用组方原理、配伍规律与技巧分析及运用成方的能力，为进行方剂现代研究及中药新药研发奠定基础。中药学、方剂学是中医药学重要的基础学科。

中药，是指在中医药理论指导下使用的药用物质及其制剂，包括中药材、中药饮片和中成药等。

中药材，是指在一特定自然条件、生态环境的地域内所产的没有经过加工的原生药材，主要包括植物药、矿物药、动物药，具有天然药物属性。

中药饮片，是指中药材按中医药理论的中药炮制方法，经过净制、切制或炮制等处理加工后，可直接用于中医临床和制剂加工的中药。

中成药，是在中医药理论的指导下，以中药饮片为原料，按规定的处方和标准制成具有一定规格的剂型，是直接用于防治疾病的制剂，是中药的重要组成部分。中成药具有特定的名称和剂型，在标签和说明书上注明了批准文号、品名、规格、处方成分、功效、适应证、用法用量、禁忌、注意事项、生产批号、有效期等内容。

方剂是针对具体病证，按照组成原则选择药物、酌定用量、规定适宜剂型及用法的中药组合。方剂基本理论主要包括治法、组方原则、配伍规律等内容。

第一节　中药学和方剂学发展简史

一、中药的起源和发展

药物知识的起源，可追溯至远古时代，是人类在长期与疾病做斗争的实践中产生并发展起来的。古书有神农氏"尝百草之滋味……一日而遇七十毒"的记载。中药的发现和应用中药学的产生、发展与中医学一样，都经历了极其漫长的实践过程。人类祖先在寻找食物的同时，通过长期的医疗实践，积累了医药知识和经验，学会运用感觉器官识别植物、动物、矿物，鉴别出哪些具有特殊作用，并用来防治疾病，逐渐形成了对"药"的感性认识。随着社会的进步、生产力的发展，人们对药物的认识和需求与日俱增，同时，用药知识和经验也愈见丰富，记录和传播这些知识的方式、方法也由最初的口传身授发展到文字记载。

（一）秦、汉、南北朝时期

秦、汉时期，药学已初具规模。《神农本草经》（又称《本经》）是我国现存最早的药物学专著，为中药学的发展奠定了一定基础。该书作者不详，成书年代虽尚有争议，但不晚于东汉末期。全书共收载药物 365 种，对药物的四气五味、有毒无毒、配伍法度及服药方法等均有论述。如书中所载黄连治痢、常山截疟、麻黄平喘、水银疗疥疮等，均验之有效，也是世界药物学上的最早记载。

南北朝时期，梁代陶弘景以《神农本草经》和《名医别录》为基础，著成《本草经集注》，载药 730 种。该书首创了按药物自然属性分类的方法，即把药物分为玉石、草木、虫兽、果、菜、米食、"有名无实"七类。它系统地总结了六朝以前的本草学成就，全面地发展了本草学基本理论，也标志着综合本草模式的初步确立，奠定了我国古本草的编写体例。

（二）隋、唐、宋、元时期

隋、唐时期，医药教育开始兴盛。唐显庆四年（659），政府颁布了由苏敬等主持编的《新修本草》，又称《唐本草》，该书记载国产和外来药物 844 种。《新修本草》是我国历史上第一部官修本草。该书采用图文对照的方式，开创了世界药学著作的先河。唐开元二十七年（739），陈藏器对《新修本草》进行了增补和辨误，编写成《本草拾遗》，扩展了用药范围，并提出宣、通、补、泻、轻、重、滑、涩、燥、湿十种分类方法，对后世方药分类产生了重大影响。

宋代，火药、指南针、活字印刷术的发明，促进了科学文化的发展。临床医学的进步促进了药物学的发展，使药物数量增加、功效认识深化、炮制技术改进、成药应用得到推广。唐慎微编著的《经史证类备急本草》，简称《证类本草》，全书 31 卷，载药 1 746 种，附方 3 000 余首。该书采用图文并茂的编写体例，保存了民间用药的丰富经验，为后世保存了大量宋以前本草和方书的宝贵文献。

金元时期的本草著作，具有明显的临床药物学特征，如刘完素的《素问药注》《本草论》，张元素的《珍珠囊》、李东垣的《药类法象》《用药心法》，王好古的《汤液本草》等。元代忽思慧编著的《饮膳正要》是饮食疗法的专著，记载了不少回族、蒙古族的食疗方药，至今仍有较高的参考价值。

（三）明、清时期

明代中外文化交流日益频繁，医药知识不断得到丰富。我国伟大的医药学家李时珍，历时 27 年，编写了《本草纲目》这一巨著，全书 52 卷，载药 1 892 种，并按药物的自然属性和生态条件分为 16 纲 60 类，是中古时代最完备的分类系统，是我国科学史上极其辉煌的硕果。

清代本草著作很多，代表作当首推赵学敏的《本草纲目拾遗》（1765 年），全书载药 921 种，在《本草纲目》之外新增了 716 种，大大丰富了我国药学宝库，具有重要的文献学价值。

（四）近现代时期

民国时期，中医药学发展的特点是中西医药并存。中药辞书的产生和发展是这一时期中药学发展的一项重要成就。陈存仁主编的《中国药学大辞典》（1935 年），收录词目 4 300 条，汇集古今论述和研究成果，受到药界的推崇，是具有重要影响的大型药学著作。

中华人民共和国成立后，政府非常重视中医药事业的继承和发扬，积极推进历代中医药书籍的整理和刊行。同时先后出版了一大批专业学术著作，如《中药志》《中华本草》《中国中药资源》《中国道地药材》《常用中药材品种整理和质量研究》《中国民族药志》等。为了保证用药的安全有效，国家药典委员会组织编写了《中华人民共和国药典》（简称《中国药典》），促使中药走向现代化、标准化、国际化的发展道路。

二、方剂的起源与发展

方剂的起源是单味药的使用，经过人们的实践探索，特别是酿酒技术的发明，逐步发展到多味药物配合运用。

（一）秦、汉、两晋时期

出土于长沙马王堆汉墓的《五十二病方》，记载了治疗52种疾病的189首方剂，其中单味药方达110首，显示了方剂从单味药到多味药物配合运用的历史过程，是我国现存最早的方书。成书于战国时期的《黄帝内经》载方13首，剂型有汤、丸、散、膏、丹、酒等，其对治则与治法、方剂分类方法与组方结构的论述，为方剂学的形成与发展奠定了基础。东汉张仲景所著的《伤寒杂病论》，载方314首，用药精简、配伍严谨，融理法方药于一体，开辨证论治之先河，被后世尊为"方书之祖"。

（二）唐、宋时期

东晋葛洪的《肘后备急方》，唐代王焘的《外台秘要》，汇集历代名方和一些海外传来的方剂，使汉唐的许多名方得以传世，是现代研究唐以前方剂的重要资料。

宋代方书中收方众多，如著名的方书《太平圣惠方》和《圣济总录》，前者载方16 834首，后者载方近2万首，集宋以前的大成；《太平惠民和剂局方》载方788首，是我国历史上第一部由政府编制的成药药典。陈无择的《三因极一病证方论》、陈自明的《妇人大全良方》、严用和的《济生方》等，都是实践经验的总结，对后世方剂的发展都有一定的影响。

（三）金、元时期

金代成无己的《伤寒明理药方论》，首次依据君、臣、佐、使理论分析了《伤寒论》中20首方剂的组方原理，开创了后世方论的先河，拓展了方剂学理论研究领域。

金、元时期医学流派的产生促进了方剂学的发展。刘完素的《黄帝素问宣明论方》、张从正的《儒门事亲》、李东垣的《脾胃论》《内外伤辨惑论》、朱丹溪的《丹溪心法》等，均为方剂学的发展做出了重要的贡献。

（四）明、清时期

明代朱橚编纂的《普济方》，载方61 739首，是我国现存古籍中载方最多的一部方书。明代吴崑的《医方考》，是历史上第一部方论专著。这一时期，方剂分类已具规模。张景岳《景岳全书》中的"八阵"、程钟龄《医学心悟》的"八法"，是按治法（功效）分类的范例。施沛《祖剂》以源流归类，张璐《张氏医通》以病证分类，汪昂《医方集解》以治法、病因结合专科用方开综合分类法的先例。

（五）近现代时期

近代以来，特别是中华人民共和国成立后，方剂学发展迅速。《中医方剂大辞典》收录历代方剂96 592首，汇集了古今方剂学研究的成果，内容浩瀚，填补了自明代《普济方》之后大型方书的空白。随着近半个世纪以来中医药高等教育的不断发展，方剂学教科书、教学参考书不断更新，有关治则治法、复方配伍规律和效用研究，既有文献整理、临床观察，又有大量现代实验探索。中药化学、中药药理、中药制剂、中药分析等学科的进一步发展，使中成药在生产工艺、剂型改进、药效与药理毒理、质量标准和临床应用等方面都取得了举世瞩目的进步。随着中医药学的全面发展，方剂学的独特优势将会得到进一步发挥，为人类健康做出新的贡献。

 第二节　中药药性理论

中医认为，任何疾病的发生发展过程都是致病因素（邪气）作用于人体，引起机体正邪斗争，从而导致阴阳气血偏盛、偏衰，或脏腑经络机能活动失常的结果。因此，药物的基本作用不外是扶正祛邪、消除病因、恢复脏腑的正常生理功能；纠正阴阳气血偏盛偏衰的病理现象，使之最大程度恢复到正常状态，达到治愈疾病、恢复健康的目的。药物之所以能够针对病情发挥上述基本作用，是由于各种药物具有若干特性和作用，前人将之称为药物的偏性，意思是以药物的偏性来纠正疾病所表现出来的阴阳偏盛、偏衰。药物与疗效有关的性质和性能统称为药性，包括药物发挥疗效的物质基础和治疗过程中所体现出来的作用，是药物性质与功能的高度概括，其基本内容包括四气五味、升降浮沉、归经、有毒无毒、配伍、禁忌等，对临床辨证用药具有指导意义。

一、四气

（一）含义与理论基础

"四气"，就是中药寒、热、温、凉四种不同的药性，又称"四性"。它反映了药物对人体阴阳盛衰、寒热变化的作用倾向，为药性理论的重要组成部分，是说明药物作用的主要理论依据之一。"四气"之中寓有阴阳含义，寒凉属阴，温热属阳，寒凉与温热是相对立的两种药性，而寒与凉、温与热之间则仅是程度上的不同，即"凉次于寒""温次于热"。此外，"四性"以外还有一类平性药，它是指对机体寒热变化无明显影响、药性平和、作用较缓和的一类药，如党参、山药、甘草等。

（二）确定依据及其作用与意义

"四气"的确定是在病人服药以后，以中医寒热辨证为基础，从药物对所治疾病的病因、病性或症状寒热性质的影响中得以认识的。即是说，药物的寒热温凉之性，是从药物作用于机体所发生的反应概括出来的，主要是与所治疾病的寒热性质相对而言的。能够减轻或消除热证的药物，一般为寒性或凉性；反之，能够减轻或消除寒证的药物，一般为温性或热性，其祛寒力强者为大热或热性，力稍次者为温性，力再次者为微温。如病人表现为高热烦渴、面红目赤、咽喉肿痛、脉洪数，这属于阳热证，用石膏、知母、栀子等药物治疗后，上述症状得以缓解或消除，说明这些药的药性是寒凉的；反之，如病人表现为四肢厥冷、面色㿠白、脘腹冷痛、脉微欲绝，这属于阴寒证，用附子、肉桂、干姜等药物治疗后，上述症状得以缓解或消除，说明这些药的药性是温热的。

一般来讲，寒凉药分别具有清热泻火、凉血解毒、滋阴除蒸、泻热通便、清热利尿、清化热痰、清心开窍、凉肝息风等作用；而温热药则分别具有温里散寒、暖肝散结、补火助阳、温阳利水、温经通络、引火归原、回阳救逆等作用。

《素问·至真要大论》的"寒者热之，热者寒之"、《神农本草经》的"疗寒以热药，疗热以寒药"指出了如何掌握药物的"四气"理论以指导临床用药的原则。具体来说，温热药多用治中寒腹痛、寒疝作痛、阳痿不举、宫冷不孕、阴寒水肿、风寒痹证、血寒经闭、虚阳上越、亡阳虚脱等一系列阴寒证；寒凉药则主要用于实热烦渴、温毒发斑、血热吐衄、火毒疮疡、热结便秘、热淋涩痛、黄疸水肿、痰热喘咳、高热神昏、热极生风等一系列阳热证。总之，寒凉药用治阳热证，温热药用治阴寒证，这是临床必须遵循的用药原则。如果阴寒证用寒凉药，阳热证用温热药必然导致病情进一步恶化，甚至引起死亡。故王叔和云："桂枝下咽，阳盛则毙；承气入胃，阴盛以亡。"李中梓《医宗必读》谓："寒热温凉，一匕之谬，复水难收。"

由于寒与凉、热与温之间具有程度上的差异，因而在用药时也要注意。如当用热药而用温药、当用寒药而用凉药，则病重药轻达不到治愈疾病的目的；当用温药而用热药则反伤其阴，当用凉药反用寒药则易伤其阳。至于表寒里热、上热下寒、寒热中阻而致的寒热错杂的复杂病证，则当寒、热药并用，使寒热并除。若为寒热错杂、阴阳格拒的复杂病证，又当采用寒热并用佐治之法治之。即张介宾"以热治寒，而寒拒热，则反佐以寒药而入之；以寒治热，而热拒寒，则反佐以热药而入之"之谓也。另外，《素问·六元正纪大论》提出"寒无犯寒""热无犯热"，这是指掌握"四气"理论根据季节不同指导临床用药的规律。一般是指，在寒冬时，无实热证不要随便使用寒药，以免损伤阳气；在炎热夏季，无寒证者不要随便使用热药，以免伤津化燥。如遇到真寒假热则当用热药治疗，真热假寒证则当选用寒药以治之，不可真假混淆。

二、五味

（一）含义

"五味"，是指药物有酸、苦、甘、辛、咸五种不同的味道，因而具有不同的治疗作用。有些还具有淡味或涩味，因而实际上不止五种。但是，"五味"是最基本的五种滋味，所以仍称为"五味"。

五味的产生，首先是通过口尝，即用人的感觉器官辨别出来的，它是药物真实味道的反映。然而和"四气"一样，"五味"更重要的则是通过长期的临床实践观察，发现不同味道的药物作用于人体，产生不同的反应，并获得不同的治疗效果，从而总结出"五味"的理论。也就是说，"五味"不仅仅是药物味道的真实反映，更重要的是对药物作用的高度概括。

（二）作用特点

"五味"的含义既代表了药物味道的"味"，又包涵了药物作用的"味"，而后者构成了"五味"理论的主要内容。

《素问·藏气法时论》所述的"辛散、酸收、甘缓、苦坚、咸软"中药是对"五味"作用的最早概括。后世在此基础上进一步补充，日臻完善。现据前人的论述，结合临床实践，将"五味"所代表药物的作用及主治病证分述如下。

辛："能散能行"，即具有发散、行气行血的作用。一般来讲，解表药、行气药、活血药多具有辛味。因此，辛味药多用治表证及气血阻滞之证。如苏叶发散风寒、木香行气除胀、川芎活血化瘀等。

甘："能补能和能缓"，即具有补益、和中、调和药性和缓急止痛的作用。一般来讲，滋养补虚、调和药性及制止疼痛的药物多具有甘味。甘味药多用治正气虚弱、身体诸痛及调和药性、中毒解救等。如人参大补元气、熟地黄滋补精血、饴糖缓急止痛、甘草调和药性并解药食中毒等。

酸："能收能涩"，即具有收敛、固涩的作用。一般固表止汗、敛肺止咳、涩肠止泻、固精缩尿、固崩止带的药物多具有酸味。酸味药多用治体虚多汗、肺虚久咳、久泻肠滑、遗精滑精、遗尿尿频、崩带不止等证。如五味子固表止汗、乌梅敛肺止咳、五倍子涩肠止泻、山茱萸涩精止遗、赤石脂固崩止带等。

苦："能泄、能燥、能坚"，即具有清泄火热、泄降气逆、通泄大便、燥湿、坚阴（泻火存阴）等作用。一般来讲，清热泻火、下气平喘、降逆止呕、通利大便、清热燥湿、苦温燥湿、泻火存阴的药物多具有苦味。苦味药多用治热证、火证、喘咳、呕恶、便秘、湿证、阴虚火旺等证。如黄芩、栀子清热泻火，杏仁、葶苈子降气平喘，半夏、陈皮降逆止呕，大黄、枳实泻热通便，龙胆草、黄连清热燥湿，苍术、厚朴苦温燥湿，知母、黄柏泻火存阴等。

咸："能下、能软"，即具有泻下通便、软坚散结的作用。一般来讲，泻下或润下通便及软化坚硬、消散结块的药物多具有咸味。咸味药多用治大便燥结、痰核、瘰疬、癥瘕痞块等证。如芒硝泻热通便，海藻、牡蛎消散瘿瘤，鳖甲软坚消癥等。

淡："能渗、能利"，即具有渗湿利小便的作用，故有些利水渗湿的药物具有淡味。淡味药多用治水肿、脚气、小便不利之证。如薏苡仁、通草、灯心草、茯苓、猪苓、泽泻等。

涩：与酸味药的作用相似，多用治虚汗、泄泻、尿频、遗精、滑精、出血等证。如莲子固精止带、禹余粮涩肠止泻、乌贼骨收涩止血等。

每种药物都同时具有性和味，必须把"四气"和"五味"结合起来，才能准确地辨别药物的作用。一般临床用药是既用其气，又用其味，但有时在配伍其他药物复方用药时，就可能出现或用其气，或用其味的不同情况。因此，既要熟悉"四气""五味"的一般规律，又要掌握每一药物气、味的特殊治疗作用及气味配合的规律，这样才能较好地掌握药性，指导临床用药。

三、升降浮沉

（一）含义

升降浮沉是药物对人体作用的不同趋向性。升，即上升提举，趋向于上；降，即下达降逆，趋向于下；浮，即向外发散，趋向于外；沉，向内收敛，趋向于内。升降浮沉是指药物对机体有向上、向下、向外、向内四种不同作用趋向，它与疾病所表现的趋向性是相对而言的。其中，升与降、浮与沉是相对立的，升与浮、沉与降，既有区别，又有相似，难以截然分开，在实际应用中，升与浮、沉与降又常相提并论。

按阴阳属性区分，则升、浮属阳，沉、降属阴。升降浮沉表明了药物作用的定向概念，也是药物作用的理论基础之一。由于疾病在病势上常常表现出向上（如呕吐、呃逆、喘息）、向下（如脱肛、遗尿、崩漏）、向外（如自汗、盗汗）、向内（如表证未解而入里）的不同；在病位上则有在表（如外感表证）、在里（如里实便秘）、在上（如目赤肿痛）、在下（如腹水、尿闭）的不同，因此，能够针对病情改善或消除这些病证的药物，相对来说也就分别具有升降浮沉的作用趋向了。

（二）趋向与功效

升降浮沉代表不同的药性，标示药物不同的作用趋向。一般升浮药，其性主温热，味属辛、甘、淡，质地多为轻清至虚之品，作用趋向多主上升、向外。就其代表药物的具体功效而言，多有疏散解表、宣毒透疹、解毒消疮、宣肺止咳、温里散寒、暖肝散结、温通经脉、通痹散结、行气开郁、活血消癥、开窍醒神、升阳举陷、涌吐等作用。故解表药、温里药、祛风寒湿药、行气药、活血祛瘀药、开窍药、补益药、涌吐药等多具有升浮特性。

一般沉降药，其性主寒凉，味属酸、苦、咸，质地多为重浊坚实之品，作用趋向多主下行向内。就其代表药物的具体功效而言，多有清热泻火、泻下通便、利水渗湿、重镇安神、平肝潜阳、息风止痉、降逆平喘、止呕、止呃、消积导滞、固表止汗、敛肺止咳、涩肠止泻、固崩止带、涩精止遗、收敛止血、收湿敛疮等作用。故清热药、泻下药、利水渗湿药、降气平喘药、降逆和胃药、安神药、平肝息风药、收敛止血药、收涩药等多具有沉降药性。

（三）影响因素与意义

药物升降浮沉作用趋向性的形成，虽然与药物的自然特性、药性有关，并受"四气""五味"、炮制、配伍等诸多因素的影响，但更主要的是与药物作用于机体所产生的不同疗效、表现出的不同作用趋向密切相关。与"四气""五味"一样，药物的升降浮沉也同样是通过药物作用于机体所产生的疗效而概括出来的用药理论。

药物升降浮沉的作用趋向主要随炮制和配伍而发生改变。如有些药物酒制则升，姜炒发散，醋炒收敛，盐炒下行。如大黄，属于沉降药，峻下热结、泻热通便，经酒炒后则可清上焦火热，治目赤头痛。又如升麻配当归、肉苁蓉等咸温润下药，虽有升降合用之意，究成润下之剂，即少量浮药配大量沉降药，最佳药效也随之下降；又如牛膝引血下行为沉降药，与桃仁、红花及桔梗、柴胡、枳壳等升达清阳、开胸行气药同用，最佳药效也随之上升，主治胸中瘀血证。这就是少量沉降药与大队升浮药同用，药效增强的例证。一般来讲，升浮药在大队沉降药中其药效能随之下降；沉降药在大队升浮药中其药效能随之上升。由此可见，药物的升降浮沉是受多种因素的影响的，它在一定的条件下可相互转化，正如李时珍所说："升降在物，亦在人也。"

药物具有升降浮沉的性能，可以调整脏腑气机的紊乱，使之恢复正常的生理功能，或作用于机体的不同部位，因势利导、驱邪外出，从而达到治愈疾病的目的。具体而言，病变部位在上、在表者宜升浮不宜沉降，如外感风热则应选用薄荷、菊花等升浮药来疏散；病变部位在下、在里者宜沉降不宜升浮，如热结肠燥而大便秘结者则应选用大黄、芒硝等沉降药来泻热通便；病势上逆者，宜降不宜升，如肝阳上亢而头晕目眩则应选用代赭石、石决明等沉降药来平肝潜阳；病势下陷，宜升不宜降，如气虚下陷而久泻脱肛者，则应用黄芪、升麻、柴胡等升浮药来升阳举陷。总之，必须根据疾病发生部位在上、在下、在表、在里的不同，病势上逆下陷的不同，药物升降浮沉的不同，来选用适当的药物，这是临床用药必须遵循的重要原则。此外，为了适应复杂病机，更好地调节紊乱的脏腑功能，还可采用升降浮沉并用的用药方法，如治疗表邪未解、邪热壅肺、汗出而喘的表寒里热证，常用石膏清泄肺火、肃降肺气，配麻黄解表散寒、宣肺止咳，二药相伍，一清一宣，升降并用，以成宣降肺气。治心肾不交而虚烦不眠、腰冷便溏、上热下寒者，常用黄连清心降火安神，配肉桂补肾引火归原，以成交通心肾、水火既济的配伍。

四、归经

（一）含义

归经是指药物对于机体某部分的选择性作用，即某药对某些脏腑经络有特殊的亲和作用，因而对这些部位的病变起着主要或特殊的治疗作用。药物的归经不同，其治疗作用也不同。归经指明了药物治病的适用范围，即说明了药效所在，包含了药物定性、定位的概念。归经也是阐明药物作用机理，指导临床用药的药性理论基本内容之一。

（二）理论基础

中药归经理论的形成是在中医基础理论指导下，以脏腑经络学说为基础、以药物所治疗的具体病证为依据，经过长期临床实践总结出来的用药理论。它与机体因素即脏腑经络的生理特点、临床经验的积累、中医辨证理论体系的不断发展与完善及药物自身的特性密不可分。由于经络能沟通人体内外表里，所以一旦机体发生病变，体表病变可以通过经络影响内在脏腑；反之，内在脏腑病变也可以反映到体表上。由于发病所在脏腑及经络循行部位不同，临床上所表现的症状也各不相同。例如，心经病变多见心悸失眠，肺经病变常见胸闷喘咳，肝经病变每见胁痛抽搐。临床用朱砂、远志能治愈心悸失眠，说明它们归心经；用桔梗、紫苏子能治愈喘咳胸闷，说明它们归肺经；而选用白芍、钩藤能治愈胁痛抽搐则说明它们归于肝经。至于一药能归数经，是指其治疗范围的扩大。如麻黄归肺与膀胱经，它既能发汗宣肺平喘，治疗外感风寒及咳喘之证，又能宣肺利尿，治疗风水水肿之证。由此可见，归经理论是通过脏腑辨证用药及临床疗效观察总结出来的用药理论。

（三）指导意义

掌握归经便于临床辨证用药，即根据疾病的临床表现，通过辨证审因，诊断出病变所在脏腑经络部位，按照归经来选择适当药物进行治疗。如热证有肺热、心火、胃火、肝火等不同，治疗时用药也不同。若肺热咳喘，当用桑白皮、地骨皮等肺经药来泻肺平喘；若胃火牙痛，当用石膏、黄连等胃经药来清泻胃火；若心火亢盛心悸失眠，当用朱砂、丹参等心经药以清心安神；若肝热目赤，当用夏枯草、龙胆草等肝经药以清肝明目。再如外感热病、热在卫分，发热、微恶风寒、头痛、咽痛，当用银花、连翘等卫分药以辛凉解表、清热解毒；若热入气分，面赤恶热、高热烦渴，则当用石膏、知母等气分药以清热泻火、生津止渴；等等。可见归经理论为临床辨证用药提供了依据。

掌握归经理论还有助于区别功效相似的药物。如同是利尿药，有麻黄的宣肺利尿、黄芪的健脾利尿、附子的温阳利水、猪苓的通利膀胱之水湿等的不同。又如羌活、葛根、柴胡、吴茱萸、细辛同为治头痛之药，但羌活善治太阳经头痛，葛根善治阳明经头痛，柴胡善治少阳经头痛，吴茱萸善治厥阴经头痛，细辛善治少阴经头痛。因此，在熟悉药物功效的同时，掌握药物的归经对相似药物的鉴别应用有十分重要的意义。

运用归经理论指导临床用药，还要依据脏腑经络相关学说，注意脏腑病变的相互影响，恰当选择用药。如肾阴不足、水不涵木、肝火上炎、目赤头晕，治疗时当选用黄柏、知母、枸杞、菊花、地黄等肝、肾两经的药物来治疗，以益阴降火、滋水涵木；而肺病久咳、痰湿稽留、损伤脾气、肺病及脾、脾肺两虚，治疗时则要肺脾兼顾，采用党参、白术、茯苓、陈皮、半夏等肺、脾两经的药物来治疗，以补脾益肺、培土生金。而不能拘泥于见肝治肝、见肺治肺的单纯分经用药的方法。

五、毒性

（一）含义

历代本草书籍中，常在每一味药物的性味之下，标明其"有毒""无毒"。有无毒性也是药物性能的重要标志之一，它是掌握药性必须注意的问题。

在古代，毒药常被看作是一切药物的总称，药物的毒性则被看作是药物的偏性。故《周礼·天官冢宰下》有"医师掌医之政令，聚毒药以供医事"的说法，《尚书·说命篇》则谓："药弗瞑眩，厥疾弗瘳。"明代张景岳的《类经》云："药以治病，因毒为能，所谓毒者，因气味之偏也。盖气味之正者，谷食之属是也，所以养人之正气。气味之偏者，药饵之属是也，所以去人之邪气，其为故也，正以人之为病，病在阴阳偏胜耳……大凡可辟邪安正者，均可称为毒药，故曰毒药攻邪也。"而《药治通义》引张载人语："凡药皆有毒也，非指大毒、小毒谓之毒。"这些都论述了毒药的广义含义，阐明了毒性就是药物的偏性。在古代，毒性还是药物毒副作用大小的标志。如《素问·五常政大论》云："大毒治病，十去其六；常毒治病，十去其七；小毒治病，十去其八；无毒治病，十去其九；谷肉果菜食养尽之，无使过之、伤其正也。"也就是把药物毒性强弱分为大毒、常毒、小毒、无毒四类。而《神农本草经》三品分类法也是以药物毒性的大小、有无毒性作为分类依据，并提出了使用毒药治病的方法："若用毒药以疗病，先起如黍粟，病去即止，不去倍之，不去十之，取去为度。"综上所述，古代药物毒性的含义较广，既认为毒药是药物的总称，毒性是药物的偏性，又认为毒性是药物毒副作用大小的标志。而后世本草书籍在其药物性味下标明"有毒""大毒""小毒"等记载，则大都指药物的毒副作用的大小。

随着科学的发展、医学的进步，人们对毒性的认识逐步加深。毒性一般系指药物对机体所产生的不良影响及损害性，包括急性毒性、亚急性毒性、亚慢性毒性、慢性毒性和特殊毒性，如致癌、致突变、致畸胎、成瘾等。毒药一般系指对机体发生化学或物理作用，能损害机体引起功能障碍性疾病甚至死亡的物质。剧毒药系指中毒剂量与治疗剂量比较接近，或某些治疗量已达到中毒剂量的范围，因此用药时安全系数小；也指毒性对机体组织器官损害剧烈，可产生严重或不可逆的后果。

中药的副作用有别于毒性作用。副作用是指在常用剂量时出现与治疗需要无关的不适反应，一般比较轻微，对机体危害不大，停药后可自行消失。如临床常见服用某些中药可引起恶心、呕吐、胃痛、腹泻或皮肤瘙痒等不适反应。药物副作用的产生与药物自身特性、炮制、配伍、制剂等多种因素有关。通过医药人员努力可以尽量减少副作用，减少不良反应的发生。过敏反应也属于不良反应，其症状轻者可见瘙痒、皮疹、胸闷、气急，重者可引起过敏性休克，除药物因素外，还多与病人体质有关。此外，由于中药常见一药多效，如常山既可截疟又可催吐，若用治疟疾，则催吐就是副作用，可见中药副作用还有一定的相对性。

（二）中药毒性分级及产生中毒的原因

《素问·五常政大论》把药物毒性分为"大毒""常毒""小毒""无毒"四类，《神农本草经》分为"有毒""无毒"两类，《证类本草》《本草纲目》将毒性分为"大毒""有毒""小毒""微毒"四类。近代中药毒性分级多沿袭临床用药经验及文献记载，分级尚缺乏明确的实验数据。目前，根据中药中毒后临床表现的不同程度、已知的定量毒理学研究的数据、小剂量与中毒剂量之间的范围大小；中毒剂量与中毒时间的不同及中药的产地和炮制的不同，进行中药毒性分级的全面探讨。《中华人民共和国药典》采用大毒、有毒、小毒三类分类方法，是目前通行的中药毒物分类方法。

产生中药中毒的主要原因：一是剂量过大，如砒霜、胆矾、斑蝥、蟾酥、马钱子、附子、乌头等毒性较大的药物，用量过大或时间过长可导致中毒；二是误服伪品，如误以华山参、商陆代人参，独角莲代天麻使用；三是炮制不当，如使用未经炮制的生附子、生乌头；四是制剂服法不当，如乌头、附子中毒，多因煎煮时间太短，或服后受寒、进食生冷；五是配伍不当，如甘遂与甘草同用，乌头与瓜蒌同用而致中毒。此外，药不对证、自行服药、乳母用药及个体差异等也是引起中毒的原因。

（三）正确对待中药的毒性

正确对待中药的毒性，是安全用药的保证。掌握药物毒性强弱对指导临床用药的意义：

（1）在应用毒药时要针对体质的强弱、疾病部位的深浅，恰当选择药物并确定剂量，中病即止，不可过服，以防止过量和蓄积中毒。同时，要注意配伍禁忌，凡两药合用能产生剧烈毒副作用的禁止同用，并严格遵循毒药的炮制工艺，以降低毒性；对某些毒药要采用适当的制剂形式给药。此外，还要注意个体差异，适当增减用量，说服病人不可自行服药。医药部门要抓好药品鉴别，防止伪品混用，注意保管好剧毒中药，从不同的环节努力，确保用药安全，以避免中毒的发生。

（2）根据中医"以毒攻毒"的原则，在保证用药安全的前提下，也可采用某些毒药治疗某些疾病。如用雄黄治疗疔疮恶肿、水银治疗疥癣梅毒、砒霜治疗白血病等，让有毒中药更好地为临床服务。

（3）掌握药物的毒性及其中毒后的临床表现，便于诊断中毒原因，以便及时采取合理、有效的抢救治疗手段，对于中药中毒抢救工作具有十分重要的意义。

第三节 中药的应用

一、配伍

（一）配伍的概念

按照病情的不同需要和药物的不同特点，有选择地将两种以上的药物合在一起应用，叫作配伍。

（二）配伍的意义

从中药的发展史来看，在医药萌芽时代，治疗疾病一般都是采用单味药物的形式，后来由于药物品种日趋增多，对药性特点不断明确，对疾病的认识逐渐深化，疾病可表现为数病相兼、或表里同病、或虚实互见、或寒热错杂的复杂病情，因而也就由简到繁出现了多种药物配合应用的方法，配伍用药的规律逐渐积累起来，从而既照顾到复杂病情，又增进了疗效，减少了毒副作用。因此，掌握中药配伍规律对指导临床用药意义重大。

（三）配伍的内容

药物配合应用，相互之间必然产生一定的作用，有的可以增进原有的疗效，有的可以相互抵消或削弱原有的功效，有的可以降低或消除毒副作用，也有的可以产生毒副作用。因此，《神农本草经·序例》将各种药物的配伍关系归纳为"有单行者，有相须者，有相使者，有相畏者，有相恶者，有相反者，有相杀者，凡此七情，合和视之"。这"七情"之中除"单行者"外，都是谈药物配伍关系，分述如下：

（1）单行。一般认为单行是单用一味药来治疗某种病情单一的疾病。对病情比较单纯的病证，往往选择一种针对性较强的药物即可达到治疗目的。如古方独参汤，即单用一味人参，治疗大失血所引起元气虚脱的危重病证；清金散，即单用一味黄芩，治疗肺热出血的病证。

（2）相须。相须是指两种功效类似的药物配合应用，可以增强原有药物的功效。如麻黄配桂枝，能增强发汗解表、祛风散寒的作用；知母配贝母，可以增强养阴润肺、化痰止咳的功效；附子、干姜配合应用，可增强温阳守中、回阳救逆的功效。像这类同类相须配伍应用的例证，历代文献有不少记载，构成了复方用药的配伍核心，是中药配伍应用的主要形式之一。

（3）相使。相使是指以一种药物为主，另一种药物为辅，两药合用，辅药可以提高主药的功效。如黄芪配茯苓治脾虚水肿，黄芪为健脾益气、利尿消肿的主药，茯苓淡渗利湿，可增强黄芪益气利尿的作用。又如石膏配牛膝治胃火牙痛，石膏为清胃降火、消肿止痛的主药，牛膝引火下行，可增强石膏清火止痛的作用。相使配伍药物不必同类。一主一辅，相辅相成，辅药能提高主药的疗效，即是相使的配伍。

（4）相畏。相畏是指一种药物的毒副作用能被另一种药物所抑制。如半夏畏生姜，即生姜可以抑制半夏的毒副作用，生半夏可"戟人咽喉"，令人咽痛音哑，用生姜炮制后成姜半夏，其毒副作用大为缓和。

（5）相杀。相杀是指一种药物能够消除另一种药物的毒副作用。如生姜杀半夏毒等。可见相畏和相杀没有质的区别，是从自身的毒副作用受到对方的抑制或自身能消除对方毒副作用的不同角度提出来的配伍方法，也就是同一配伍关系的两种不同提法。

（6）相恶。相恶是指一种药物能破坏另一种药物的功效。如人参恶莱菔子，莱菔子能削弱人参的补气作用。

（7）相反。相反是指两种药物同用能产生剧烈的毒副作用。如甘草反甘遂、贝母反乌头等。详见中药用药禁忌"十八反""十九畏"规定的药物。

上述"七情"除单行外，相须、相使可以起到协同作用，能提高药效，是临床常用的配伍方法；相畏、相杀可以减轻或消除毒副作用，以保证安全用药，是使用毒副作用较强药物的配伍方法，也可用于有毒中药的炮制及中毒解救；相恶则是因为药物的拮抗作用，抵消或减弱其中一种药物的功效；相反则是药物相互作用，能产生毒性反应或强烈的副作用，故相恶、相反是配伍用药的禁忌。

历代医家都十分重视药物配伍的研究，除"七情"所总结的用药规律外，两药合用能产生与原有药物均不相同的功效，如桂枝配芍药以调和营卫、解肌发表，柴胡配黄芩以和解少阳、消退寒热，枳实配白术以寓消于补、消补兼施，干姜配五味子以开合并用、宣降肺气，晚蚕沙配皂角子以升清降浊、滑肠通便，黄连配干姜以寒热并调、降阳和阴，肉桂配黄连以交通心肾、水火互济，黄芪配当归以阳生阴长、补气生血，熟地黄配附子以阴中求阳、阴阳并调等，都是前人配伍用药的经验总结，是"七情"用药的发展。人们习惯把两药合用能起到协同作用、增强药效，或消除毒副作用、抑其所短、专取所长，或产生与原药各不相同的新作用等的经验配伍，统称为"药对"或"对药"。这些药对往往又构成许多复方的主要组成部分。因此，深入研究药对配伍用药经验，不仅对提高药效、扩大药物应用范围、降低毒副作用、适应复杂病情、不断发展"七情"配伍用药理论有着重要意义，同时对开展复方研究、解析它的主体结构、掌握遣药组方规律也是十分必要的。

药物的配伍应用是中医用药的主要形式，药物按一定法度加以组合，并确定一定的分量比例，制成适当的剂型，即是方剂。方剂是药物配伍的发展，也是药物配伍应用更为普遍更为高级的形式。

二、用药禁忌

为了确保疗效、安全用药、避免毒副作用的产生，必须注意用药禁忌。中药的用药禁忌主要包括配伍禁忌、证候禁忌、妊娠用药禁忌和服药的饮食禁忌四个方面。

（一）配伍禁忌

配伍禁忌是指某些药物合用会产生剧烈的毒副作用或降低和破坏药效，因而应避免配合应用，也即《神农本草经》所谓"勿用相恶、相反者"。据《蜀本草》谓"《本经》载药365种，相反者18种，相恶者60种"。《新修本草》承袭了18种反药的数目。《证类本草》载反药24种，金元时期将反药概括为"十八反""十九畏"，累计37种反药，并编成歌诀，便于诵读。

"十八反"歌诀最早见于张从正《儒门事亲》："本草明言十八反，半蒌贝蔹及攻乌，藻戟遂芫俱战草，诸参辛芍叛藜芦。""十八反歌"共载相反中药18种，即乌头反贝母、瓜蒌、半夏、白及、白蔹；甘草反甘遂、大戟、海藻、芫花，藜芦反人参、丹参、玄参、沙参、细辛、芍药。

"十九畏"歌诀首见于明代刘纯的《医经小学》："硫黄原是火中精，朴硝一见便相争，水银莫与砒霜见，狼毒最怕密陀僧，巴豆性烈最为上，偏与牵牛不顺情，丁香莫与郁金见，牙硝难合京三棱，川乌、草乌不顺犀，人参最怕五灵脂，官桂善能调冷气，若逢石脂便相欺，大凡修合看顺逆，炮爁炙煿莫相依。""十九畏"歌诀指出了共19个相畏（反）的药物：硫黄畏朴硝，狼毒畏密陀僧，巴豆畏牵牛，丁香畏郁金，川乌、草乌畏犀角，牙硝畏三棱，官桂畏赤石脂，人参畏五灵脂。

（二）证候禁忌

由于药物的药性不同，其作用各有专长和一定的适应范围，因此，临床用药也就有所禁忌，称"证候禁忌"。如麻黄性味辛温，功能发汗解表、散风寒，又能宣肺平喘利尿，故只适用于外感风寒表实无汗或肺气不宣的喘咳，而对表虚自汗及阴虚盗汗、肺肾虚喘则应禁止使用。又如黄精甘平，功能滋阴补肺、补脾益气，主要用于肺虚燥咳、脾胃虚弱及肾虚精亏的病证，但因其性质滋腻，易助湿邪，因此，凡脾虚有湿、咳嗽痰多及中寒便溏者则不宜服用。除了药性极为平和者无须禁忌外，一般药物都有证候用药禁忌。

（三）妊娠用药禁忌

妊娠用药禁忌是指妇女妊娠期治疗用药的禁忌。某些药物具有损害胎元以致堕胎的副作用，所以应作为妊娠禁忌的药物。根据药物对于胎元损害程度的不同，一般可分为慎用与禁用二大类。慎用的药物包括通经去瘀、行气破滞及辛热滑利之品，如桃仁、红花、牛膝、大黄、枳实、附子、肉桂、干姜、木通、冬葵子、瞿麦等；而禁用的药物是指毒性较强或药性猛烈的药物，如巴豆、牵牛、大戟、商陆、麝香、三棱、莪术、水蛭、斑蝥、雄黄、砒霜等。

凡禁用的药物孕妇绝对不能使用；属慎用的药物则可以根据病情的需要，斟酌使用。如《金匮要略》以桂枝茯苓丸治妊娠瘀病，吴又可用承气汤治孕妇时疫见阳明腑实证。此即《内经》所谓"有故无殒亦无殒也"的道理。但是，必须强调指出，慎用类药物，除非必要，一般应尽量避免使用，以防发生事故。

（四）服药饮食禁忌

服药饮食禁忌是指服药期间对某些食物的禁忌，又简称食忌，也就是通常所说的忌口。在服药期间，一般应忌食生冷、油腻、腥膻、有刺激性的食物。此外，根据病情的不同，饮食禁忌也有区别。如热性病，应忌食辛辣、油腻、煎炸性食物；寒性病，应忌食生冷食物、清凉饮料等；胸痹病人应忌食肥肉、脂肪、动物内脏、烟、酒等；肝阳上亢头晕目眩、烦躁易怒等，应忌食胡椒、辣椒、大蒜、白酒等辛热助阳之品；黄疸胁痛应忌食动物脂肪及辛辣烟酒刺激之品；脾胃虚弱者，应忌食油炸黏腻、寒冷固硬、不易消化的食物；肾病水肿应忌食盐、碱过多和酸辣太过的刺激食品；疮疡、皮肤病病人，应忌食鱼、虾、蟹等腥膻发物及辛辣刺激性食品。

第四节　方剂的组方原则与变化

一、组方原则

中药方剂，除了要根据病情，在辨证立法的基础上选择合适的药物，妥善配伍而成，在组织不同作用和地位的药物时，还应符合严密的组方基本结构，即"君、臣、佐、使"的组方形式，才能主次分明，全面兼顾，扬长避短，提高疗效。

关于"君、臣、佐、使"组方基本结构的理论，最早见于《黄帝内经》。《素问·至真要大论》说："主病之为君，佐君之为臣，应臣之为使。"其后，金人张元素有"力大者为君"之说。李东垣说："主病之为君……兼见何病，则以佐使药分治之，此制方之要也。"又说："君药分量最多，臣药次之，佐使药又次之，不可令臣过于君。君臣有序，相与宣摄，则可以御邪除病矣。"明代何伯斋更进一步说："大抵药之治病，各有所主。主治者，君也。辅治者，臣也。与君药相反而相助者，佐也。引经及治病之药至病所者，使也。"可以看出，无论是《内经》，还是张元素、李东垣、何伯斋，虽对"君、臣、佐、使"的含义做了一定的阐发，但还不够系统和全面。今据各家论述及历代名方的组成规律，进一步分析归纳如下。

（1）君药。君药即针对主病或主证起主要治疗作用的药物。

（2）臣药。有两种意义：①辅助君药加强治疗主病或主证作用的药物；②针对重要的兼病或兼证起主要治疗作用的药物。

（3）佐药。有三种意义：①佐助药，即配合君、臣药以加强治疗作用，或直接治疗次要兼证的药物；②佐制药，即用以消除或减弱君、臣药的毒性，或能制约君、臣药峻烈之性的药物；③反佐药，即病重邪甚，可能拒药时，配用与君药性味相反而又能在治疗中起相成作用的药物，以防止药病格拒。

（4）使药。有两种意义：①引经药，即能引领方中诸药至特定病所的药物；②调和药，即具有调和方中诸药作用的药物。

综上所述，一个方剂中药物的"君、臣、佐、使"主要是以药物在方中所起作用的主次地位为依据的。除君药外，臣药、佐药、使药都具两种以上的意义。在遣药组方时并没有固定的模式，既不是每一种意义的臣药、佐药、使药都必须具备，也不是每味药只任一职。每一方剂的具体药味多少，以及"君、臣、佐、使"是否齐备，全视具体病情及治疗要求的不同，以及所选药物的功能来决定。但是，任何方剂组成中，君药不可缺少。一般来说，君药的药味较少，而且不论何药在作为君药时其用量比作为臣药、佐药、使药应用时要大，这是一般情况下对组方基本结构的要求。至于有些药味繁多的大方，或多个基础方剂组合而成的复方，分析时只需按其组成方药的功用归类，分清主次即可。为进一步说明"君、臣、佐、使"理论的具体运用，以麻黄汤为例分析如下。

麻黄汤出自《伤寒论》，主治外感风寒表实证，症见恶寒发热、头痛身疼、无汗而喘、舌苔薄白、脉象浮紧等症状。其病机为外感风寒，卫阳被遏，营阴郁滞，肺气不宣。治法为辛温发汗，宣肺平喘。方义分析如下：

君药——麻黄：辛、温，发汗解表以散风寒，宣发肺气以平喘逆。

臣药——桂枝：辛、甘、温，解肌发表，助麻黄发汗散寒；温通经脉，解头身之疼痛。

佐药——杏仁：苦、平，降肺气助麻黄平喘（佐助药）。

使药——炙甘草：甘、温，调和诸药。

通过对麻黄汤的分析，可知遣药组方时既要针对病机考虑配伍用药的合理性，又要按照组成的基本结构要求将方药组合成为一个主次分明、全面兼顾的有机整体，使之更好地发挥整体效果，这是需要充分运用中医药理论为指导进行周密设计的。

至于"以法统方"和"君、臣、佐、使"理论的关系，前者是遣药组方的原则，是保证方剂针对病机，切合病情需要的基本前提；后者是组方的基本结构和形式，是体现治法、保障疗效的手段。只有正确把握上述两方面的基本理论和技能，加之熟练的用药配伍技巧，才能组织好理想的有效方剂。

二、方剂的变化形式

临证不依病机、治法选用成方，谓之"有方无法"；不据病情加减而墨守成方，又谓"有方无药。"因此，在临证运用成方时，我们应根据病人体质状况、年龄长幼、四时气候、水土差异，以及病情变化而灵活加减，做到"师其法而不泥其方，师其方而不泥其药。"徐灵胎的《医学源流论·执方治病论》说："欲用古方，必先审病者所患之证相合，然后施用，否则必须加减，无可加减，则另择一方。"这说明方剂在运用时不可囿于成方，应当通过灵活变化来适应具体病情的需要。方剂的运用变化主要有以下三种形式。

（一）药味加减的变化

药物是决定方剂功用的主要因素。当方剂中的药物增加或减少时，必然要使方剂组成的配伍关系发生变化，并由此导致方剂功用的改变。这种变化主要用于临床选用成方，其目的是使之更加适合变化了的病情需要。必须指出，在此所指的药味增减的变化，是指在主病、主证、基本病机以及君药不变的前提下，改变方中的次要药物，以适应变化了的病情需要，即常说的"随证加减"。例如桂枝汤，该方由桂枝、芍药、生姜、大枣、甘草五味药组成，具有解肌发表、调和营卫之功，主治外感风寒表虚证，见有头痛发热、汗出恶风、脉浮缓或浮弱、舌苔薄白等症。若在此证候基础上，兼有宿疾喘息，则可加入厚朴以下气除满、杏仁以降逆平喘（即桂枝加厚朴杏子汤）；若在桂枝汤证基础上，因风邪阻滞太阳经脉，以致津液不能敷布，经脉失去濡养，而见项背强几几者，可加葛根解肌舒筋（桂枝加葛根汤）；又如桂枝汤证因误下而兼见胸满，此时桂枝汤证仍在者，因方中芍药之酸收，不利于胸满，则当减去芍药，以专于解肌散邪（桂枝去芍药汤）。

上述三例都是在主病（太阳中风）、主证（恶风、发热、自汗）、君药（桂枝）不变的前提下，改变方中的次要药物（臣药、佐药），以适合兼证变化的需要。由此可见，在选用成方加减时，一定要注意所治病证的病机、主证都与原方基本相符，否则是不相宜的。还有一点，即对成方加减时，不可减去君药，否则就不能说是某方加减，而是另组新方了。

（二）药量增减的变化

药物的用量直接决定药力的大小。某些方剂中用量比例的变化还会改变方剂的配伍关系，从而可能改变该方功用和主治证候的主要方面。例如，小承气汤与厚朴三物汤，两方都由大黄、枳实、厚朴三味组成。但小承气汤主治阳明腑实轻证，病机是热实互结在胃肠，治当轻下热结，所以用大黄四两为君药、枳实三枚为臣药、厚朴二两为佐药；厚朴三物汤主治大便秘结、腹满而痛，病机侧重于气闭不通，治当下气通便，所以用厚朴八两为君药、枳实五枚为臣药、大黄四两为佐药。两方厚朴用量之比为1∶4。大黄用量虽同，但小承气汤煎分二次服，厚朴三物汤分三次服，每次实际服量也有差别，故两方在功用和主治的主要方面有所不同。由此可见，药量的增加或减少，可致单纯药力的改变，也可以是组成配伍关系的改变而致功用、主治发生改变。

（三）方剂的剂型变化

中药制剂种类较多，各有特点。由于剂型不同，在作用上也有区别。如理中丸是用治脾胃虚寒的方剂，若改为汤剂内服，则作用快而力峻，适用于证情较急重者；若证情较轻或缓者，不能急于求效，则可以改汤为丸，取丸剂作用慢而力缓，所以《伤寒论》中在理中丸（人参、白术、干姜、甘草各等分）的服法中指出"然不及汤"。这种以汤剂易为丸剂，意在取缓治的方式，在方剂运用中极为普遍。此外，由于剂型的选择常取决于病情的需要和药物的特点，所以剂型更换的变化有时也能改变方剂的功效和主治。例如，九味羌活汤为治疗外感风寒湿邪兼有里热所致感冒的常用方，但王好古在《此事难知》中说本方"治杂病如神"，并指出"炼蜜作丸尤效"。又如《金匮要略》所载桂枝茯苓丸原为治疗瘀阻胞宫证而设，功能活血祛瘀、缓消癥块，但《济阴纲目》将本方改为汤剂，易名催生汤，改用于产妇临产，见腹痛、腰痛而胞浆已下时服，有催生之功。

上述药味、药量、剂型等的变化形式，可以单独应用，也可以相互结合使用，这些变化，能充分体现出方剂在临床中的具体运用特点，只有掌握这些特点，才能制裁随心，以应万变之病情，从而达到预期的治疗目的。

第五节　方剂的应用形式和用法

在辨证立法拟定处方以后，尚需依据病人病情轻重、体质强弱、病变部位及药物特性，确定适合病情的应用形式，并指导病人如何应用。本节主要介绍方剂的剂型和用法等内容。

一、方剂的剂型

方剂组成以后，还要根据病情与药物的特点制成一定的形态，称为剂型。方剂的剂型历史悠久，有着丰富的理论和宝贵的实践经验。早在《黄帝内经》中就有汤、丸、散、膏、酒、丹等剂型，历代医家又有很多发展，至明代《本草纲目》所载剂型已有40余种。新中国成立以来，随着制药工业的发展，又研制了许多新的剂型，如片剂、颗粒剂、注射剂等。现将几种常用剂型的主要特点及制备方法简要介绍如下：

（一）汤剂

汤剂古称汤液，是将药物饮片加水或酒浸泡后，再煎煮一定时间，去渣取汁，制成的液体剂型。主要供内服，如麻黄汤、小承气汤等。外用的多作洗浴、熏蒸及含漱。汤剂的特点是吸收快、药效发挥迅速，而且可以根据病情的变化随证加减，能较全面、灵活地照顾到每个病人或各具体病变阶段的特殊性，适用于病证较重或病情不稳定的病人。如李东垣所说："汤者荡也，去大病用之。"汤剂的不足之处是服用量大，某些药的有效成分不易煎出或易挥发散失，不适于大批量生产，亦不便于携带。

（二）散剂

散剂是将药物粉碎，混合均匀，制成的粉末状制剂，分为内服和外用两类。内服散剂一般是研成细粉，以温开水冲服，量小者亦可直接吞服，如七厘散；亦有制成粗末，以水煎取汁服者，称为煮散，如银翘散。散剂的特点是制作简便，吸收较快，节省药材，便于服用及携带。李东垣说："散者散也，去急病用之。"外用散剂一般用于外敷，掺撒疮面或患病部位，如金黄散、生肌散；亦有作点眼、吹喉等用，如八宝眼药、冰硼散等。外用散剂应研成极细粉末，以防刺激创面。

（三）丸剂

丸剂是将药物研成细粉或药材提取物，加适宜的黏合剂制成的球形固体剂型。丸剂与汤剂相比，吸收较慢，药效持久，节省药材，便于服用与携带。李东垣说："丸者缓也，舒缓而治之也。"丸剂适用于慢性、虚弱性疾病，如六味地黄丸等。但也有丸剂药性比较峻猛，多为芳香类药物与剧毒药物，不宜作汤剂煎服，如安宫牛黄丸、舟车丸等。常用的丸剂有蜜丸、水丸、糊丸、浓缩丸等。

（1）蜜丸。蜜丸是将药物细粉以炼制的蜂蜜为黏合剂制成的丸剂，分为大蜜丸和小蜜丸两种。蜜丸性质柔润，作用缓和持久，并有补益和矫味作用，常用于治疗慢性病和虚弱性疾病，需要长期服用。

（2）水丸。俗称水泛丸，是将药物细粉以水（冷开水或蒸馏水）或酒、醋、蜜水、药汁等为黏合剂制成的小丸。水丸较蜜丸崩解、溶散得快，吸收、起效快，易于吞服，适用于多种疾病，如银翘解毒丸、保和丸、左金丸、越鞠丸等。

（3）糊丸。糊丸是将药物细粉以米糊、面糊、曲糊等为黏合剂制成的小丸。糊丸黏合力强，质地坚硬，崩解、溶散迟缓，内服可延长药效、减轻剧毒药的不良反应和对胃肠的刺激，如舟车丸、黑锡丹等。

（4）浓缩丸。浓缩丸是将药物或方中部分药物煎汁浓缩成膏，再与其他药物细粉混合后干燥、粉碎，用水或蜂蜜或药汁制成丸剂。因其体积小，有效成分高，服用剂量小，可用于治疗多种疾病。

其他尚有蜡丸、水蜜丸、微丸、滴丸等。

（四）膏剂

膏剂是将药物用水或植物油煎熬去渣而制成的剂型，有内服和外用两种。内服膏剂有流浸膏、浸膏、煎膏三种；外用膏剂分软膏、硬膏两种。其中，流浸膏与浸膏多数用于调配其他制剂使用，如合剂、糖浆剂、颗粒剂、片剂等。现将煎膏与外用膏剂分述如下。

（1）煎膏。煎膏又称膏滋，是将药物加水反复煎煮，去渣浓缩后，加炼蜜或炼糖制成的半液体剂型。其特点是体积小、含量高、便于服用、口味甜美、有滋润补益作用，一般用于慢性虚弱性病人，有利于较长时间用药，如鹿胎膏、八珍益母膏等。

（2）软膏。软膏又称药膏，是将药物细粉与适宜的基质制成具有适当稠度的半固体外用制剂。其中用乳剂型基质的亦称乳膏剂，多用于皮肤、黏膜或疮面。软膏具有一定的黏稠性，外涂后渐渐软化或熔化，使药物慢慢吸收，持久发挥疗效，适用于外科疮疡疖肿、烧烫伤等。

（3）硬膏。硬膏又称膏药，古称薄贴。它是以植物油将药物煎至一定程度，去渣，煎至滴水成珠，加入黄丹等搅匀，冷却制成的硬膏。用时加温摊涂在布或纸上，软化后贴于患处或穴位上，可治疗局部疾病和全身性疾病，如疮疡肿毒、跌打损伤、风湿痹证及腰痛、腹痛等，常用的有狗皮膏、暖脐膏等。

由此可见，每种剂型均有其各自特点，临证应根据病情与方剂特点酌情选用。此外，尚有颗粒剂、片剂、糖浆剂、口服液、注射液、胶囊剂、酒剂、茶剂、露剂、锭剂、丹剂、条剂、线剂、栓剂、灸剂、熨剂、灌肠剂、搽剂、气雾剂等，在临床中都广泛应用，而且还在不断研制新剂型，以提高药效，便于临床使用。

二、方剂的用法

现今临床处方用药所采用的剂型除制成的固定剂型如中成药外，仍以汤剂的应用形式常见。在此主要介绍汤剂的煎煮方法和服药方法。

（一）汤剂煎煮法

汤剂是中药最为常用的剂型之一，自商代伊尹创制汤液以来沿用至今，经久不衰。汤剂的制作对煎具、用水、火候、煮法都有一定的要求。

1）煎药用具。煎药用具以砂锅、瓦罐为好，铝锅、搪瓷罐次之，忌用铁器、铜器，以免发生化学反应，影响疗效。

2）煎药用水。古时曾用长流水、井水、雨水、泉水、米泔水等煎煮。现在多用质量符合现行中华人民共和国国家标准《生活饮用水卫生标准》的饮用水或蒸馏水、纯化水等，以水质洁净新鲜为好。

3）煎药火候。有文、武火之分。文火是指使温度上升及水液蒸发缓慢的火候；而武火又称急火，是指使温度上升及水液蒸发迅速的火候。

4）煎煮方法。先将药材浸泡 30 ～ 60 分钟，用水量以适当高出药面为度。一般中药煎煮两次，第二煎加水量为第一煎的 1/3 ～ 1/2。两次煎液去渣滤净，混合后分两次服用。煎煮的火候和时间要根据药物性能而定。一般来讲，解表药、清热药宜武火煎煮，时间宜短，煮沸后煎 3 ～ 5 分钟即可；补养药需用文火慢煎，时间宜长，煮沸后再续煎 30 ～ 60 分钟。某些药物因其质地不同，煎法比较特殊，处方上需加以注明，包括先煎、后下、包煎、另煎、溶化、泡服、冲服、煎汤代水等不同煎煮法。

（1）先煎。一些有效成分难溶于水的金石、矿物、介壳类药物，应打碎先煎，煮沸 20 ～ 30 分钟，再下其他药物同煎，以使有效成分充分析出。如磁石、代赭石、生铁落、生石膏、寒水石、紫石英、龙骨、牡蛎、海蛤壳、瓦楞子、珍珠母、石决明、紫贝齿、龟板、鳖甲等。此外，附子、乌头等毒副作用较强的药物，宜先煎 45 ～ 60 分钟后再下他药，久煎可以降低毒性，安全用药。

（2）后下。一些气味芳香的药物，久煎其有效成分易于挥发而降低药效，须在其他药物煎沸5～10分钟后放入。如薄荷、青蒿、香薷、木香、砂仁、沉香、白豆蔻、草豆蔻等。此外，有些药物虽不属芳香药，但久煎能破坏其有效成分，如钩藤、大黄、番泻叶等，亦属后下之列。

（3）包煎。一些黏性强、粉末状或带有绒毛的药物，宜先用纱布袋装好，再与其他药物同煎，以防止药液混浊，或刺激咽喉引起咳嗽，或沉于锅底，加热时引起焦化、糊化。如蛤粉、滑石粉、青黛、旋覆花、车前子、蒲黄、灶心土、北秫米等。

（4）另煎。又称另炖。某些贵重药材，为了更好地煎出有效成分应单独另煎2～3小时。煎液可以另服，也可与其他煎液混合服用。如人参、西洋参、羚羊角、鹿茸等。

（5）溶化。又称烊化。某些胶类药物及黏性大而易溶的药物，为避免粘锅或黏附其他药物影响煎煮，可单用水或黄酒将此类药加热溶化即烊化后，用煎好的药液冲服，也可将此类药放入其他药物煎好的药液中加热烊化后服用。如阿胶、鹿角胶、龟板胶、鳖甲胶、虎骨胶、鸡血藤胶及蜂蜜、饴糖等。

（6）泡服。又称焗服。某些有效成分易溶于水或久煎容易破坏药效的药物，可以用少量开水或复方中其他药物滚烫的煎出液趁热浸泡，加盖闷润，减少挥发，半小时后去渣即可服用。如西红花、番泻叶、胖大海等。

（7）冲服。某些贵重药，用量较轻，为防止散失，常需要研成细末制成散剂，用温开水或其他复方药物的煎液冲服，如麝香、牛黄、珍珠、羚羊角、猴枣、马宝、西洋参、鹿茸、人参、蛤蚧等；某些药物，根据病情需要，为提高药效，也常研成散剂冲服，如用于止血的三七、花蕊石、白及、紫珠草、血余炭、棕榈炭，用于息风止痉的蜈蚣、全蝎、僵蚕、地龙，用于制酸止痛的乌贼骨、瓦楞子、海蛤壳、延胡索等；某些药物在高温下有效成分容易被破坏，或有效成分难溶于水，也只能做散剂冲服，如雷丸、鹤草芽、朱砂等。此外，还有一些液体药物如鲜竹沥、姜汁、藕汁、荸荠汁、鲜地黄汁等，也须冲服。

（8）煎汤代水。某些药物为了防止与其他药物同煎而使煎液混浊，难于服用，宜先煎后取其上清液代水再煎煮其他药物，如灶心土等。此外，某些药物质轻、用量多、体积大、吸水量大，如玉米须、丝瓜络、金钱草等，也须煎汤代水用。

（二）服药方法

迄今为止，口服仍是临床采用的主要给药途径。口服给药的治疗效果，除受剂型、制剂过程的影响外，还与服药时间、服药量及服药的冷热等因素有关。

1. 服药时间

汤剂一般每日一剂，煎两次分服，两次间隔时间为4～6小时。临床用药时可根据病情增减，如急性病、热性病可一日二剂。一般来说，宜在饭前1小时服药，以利于药物尽快吸收。但对胃肠有刺激的方药，宜饭后服用，以防产生副作用；滋补方药，宜空腹服用；治疟方药，宜在发作前2小时服用；安神方药，宜在睡前服用；急证重病可不拘时间服用；慢性病应定时服用，使之能持续发挥药效。根据病情的需要，有的可一天数服，有的可煎泡代茶时时饮用。个别方剂，古人对服药时间有特殊要求，如鸡鸣散在天明前空腹冷服效果较好，可参考运用。

2. 服药量

运用汤剂，通常是一日一剂，将头煎、二煎兑合，分2～3次温服。但特殊情况下，亦可一日连服两剂，以增强药力。散剂和丸剂是根据病情和具体药物定量，日服2～3次。有些散剂可直接用水送服，如七厘散等；有些粗末散剂，可加水煮沸取汁，如香苏散等；还有些散剂是用于外敷或掺撒疮面，如生肌散等；亦有作为点眼或吹喉用的散剂，如八宝眼药、冰硼散等。各种丸剂都可以直接用水送服。其他不同剂型，可参考制剂情况及方药功用酌情而定。

使用峻烈药或毒性药，应审慎从事，宜先进小量，而后逐渐增大，中病即止，不可过量，以免发生中毒。总之，在治疗过程中，应根据病情和药物的性能来决定不同的服法。

3. 服药冷热及其他

针对不同情况，前人还总结出一些汤剂的经验服法。如服发汗解表药，宜趁热服，药后还须温覆避风，使"遍身絷絷微似有汗"。热证用寒药可冷服以助其清，寒证用热药可热服以助其温；遇寒热偏盛、阴阳离决、相互格拒，出现服药后呕吐的情况，如为真寒假热证候则宜热药冷服，遇真热假寒证候则宜寒药热服。若见服药呕吐者，宜先服少许姜汁，或用鲜生姜擦舌，或嚼少许陈皮，然后再服汤药；或采用冷服、少量频饮的方法。对于昏迷病人及吞咽困难者，现多用鼻饲法给药。

［附］中药举例

麻黄（《神农本草经》）

为麻黄科植物草麻黄 *Ephedra sinica* Stapf.、中麻黄 *Ephedra intermedia* Schrenk et C. A. Mey. 或木贼麻黄 *Ephedra equisetina* Bge. 的干燥草质茎。主产于河北、山西、内蒙古、甘肃等地。秋季采割绿色的草质茎，晒干，除去木质茎、残根及杂质，切段。生用、蜜炙或捣绒用。

【性味与归经】辛、微苦，温。归肺、膀胱经。

【功能与主治】发汗解表，宣肺平喘，利水消肿。

【应用】

（1）风寒感冒。本品味辛发散，性温散寒，主入肺与膀胱经。善于宣肺气、开腠理、透毛窍而发汗解表，发汗力强，为发汗解表之要药。宜用于风寒外郁、腠理闭密无汗的外感风寒表实证，每与桂枝相须为用，以增强发汗散寒解表之力。因麻黄兼有平喘之功，故对风寒表实而有喘逆咳嗽者尤为适宜，如麻黄汤（《伤寒论》）。

（2）咳嗽气喘。本品辛散苦泄，温通宣畅，主入肺经。可外开皮毛之郁闭以使肺气宣畅，内降上逆之气以复肺司肃降之常，故善平喘，为治疗肺气壅遏所致喘咳的要药，并常以杏仁等止咳平喘药为辅助。治疗风寒外束、肺气壅遏的喘咳实证，常配伍杏仁、甘草，如三拗汤（《和剂局方》）；治疗寒痰停饮、咳嗽气喘、痰多清稀者，常配伍细辛、干姜、半夏等，如小青龙汤（《伤寒论》）；若肺热壅盛，高热喘急者，每与石膏、杏仁、甘草配用，以清肺平喘，如麻杏甘石汤（《伤寒论》）。

（3）风水水肿。本品上宣肺气、发汗解表，可使肌肤之水湿从毛窍外散，并通调水道、下输膀胱以下助利尿之力,故宜于风邪袭表、肺失宣降的水肿,小便不利兼有表证者,每与甘草同用,如甘草麻黄汤(《金匮要略》)。如再配伍生姜、白术等发汗解表、利水退肿药,则疗效更佳,如《金匮要略》越婢加术汤。

此外,取麻黄散寒通滞之功,也可用治风寒痹证、阴疽、痰核。

【用法用量】煎服,2～10 g。发汗解表宜生用,止咳平喘多炙用。

【使用注意】本品发汗宣肺力强,凡表虚自汗、阴虚盗汗及肺肾虚喘者均当慎用。

[附] 中药方剂举例

麻黄汤(《伤寒论》)

【组成】麻黄去节,三两(9 g)桂枝去皮,二两(6 g)杏仁去皮尖,七十个(6 g)甘草炙,一两(3 g)。

【用法】上四味,以水九升,先煮麻黄,减二升,去上沫,内诸药,煮取二升半,去滓,温服八合。覆取微似汗,不须啜粥,余如桂枝法将息。(现代用法:水煎服,温覆取微汗。)

【功用】发汗解表,宣肺平喘。

【主治】外感风寒表实证。恶寒发热,头身疼痛,无汗而喘,舌苔薄白,脉浮紧。

【方解】本方证为外感风寒、肺气失宣所致。风寒之邪外袭肌表,使卫阳被遏,腠理闭塞,营阴郁滞,经脉不通,故见恶寒、发热、无汗、头身痛;肺主气属卫,外合皮毛,寒邪外束于表,影响肺气的宣肃下行,则上逆为喘;舌苔薄白,脉浮紧皆是风寒袭表的反映。治当发汗解表,宣肺平喘。方中麻黄苦辛性温,归肺与膀胱经,善开腠发汗,祛在表之风寒;宣肺平喘,开闭郁之肺气,故本方用以为君药。由于本方证属卫郁营滞,单用麻黄发汗,只能解卫气之闭郁,所以又用透营达卫的桂枝为臣药,解肌发表、温通经脉,既助麻黄解表,使发汗之力倍增,又畅行营阴,使疼痛之症得解。二药相须为用,是辛温发汗的常用组合。杏仁降利肺气,与麻黄相伍,一宣一降,以恢复肺气之宣降,加强宣肺平喘之功,是为宣降肺气的常用组合,为佐药。炙甘草既能调和麻黄、杏仁之宣降,又能缓和麻黄、桂枝相合之峻烈,使汗出不致过猛而耗伤正气,是使药而兼佐药之用。四药配伍,表寒得散,营卫得通,肺气得宣,则诸症可愈。

本方配伍特点有二:一为麻黄、桂枝相须,发卫气之闭以开腠理,透营分之郁以畅营阴,则发汗解表之功益彰;二为麻黄、杏仁相使,宣降相因,则宣肺平喘之效甚著。

【运用】

(1)辨证要点。本方是治疗外感风寒表实证的基础方。临床应用以恶寒发热、无汗而喘、脉浮紧为辨证要点。

(2)加减变化。若喘急胸闷、咳嗽痰多、表证不甚者,去桂枝,加苏子、半夏以化痰止咳平喘;若鼻塞流涕重者,加苍耳子、辛夷以宣通鼻窍;若夹湿邪而兼见骨节酸痛,加苍术、薏苡仁以祛风除湿;兼里热之烦躁、口干,酌加石膏、黄芩以清泻郁热。

(3)现代运用。本方常用于感冒、流行性感冒、急性支气管炎、支气管哮喘等属风寒表实证者。

（4）使用注意。本方为辛温发汗之峻剂，故《伤寒论》对"疮家""淋家""衄家""亡血家"，以及外感表虚自汗、血虚而脉兼"尺中迟"、误下而见"身重心悸"等，虽有表寒证，亦皆禁用。麻黄汤药味虽少，但发汗力强，不可过服，否则汗出过多必伤人正气。（《伤寒来苏集·伤寒附翼》卷上）

思考题

（1）什么是中药？
（2）中药药性主要包括哪些内容？
（3）中药七情配伍关系的具体内容是什么？
（4）什么是方剂的组方原则？
（5）影响中药临床疗效的因素主要有哪些？

参考文献

［1］钟赣生．中药学［M］．9版．北京：中国中医药出版社，2016.

［2］贾波．方剂学［M］．2版．北京：中国中医药出版社，2016.

［3］周晔，张金莲．中医药学概论［M］．北京：中国医药科技出版社，2016.

［4］高学敏，钟赣生．中医药学高级丛书·中药学［M］．2版．北京：人民卫生出版社，2013.

［5］李飞．中医药学高级丛书·方剂学［M］．2版．北京：人民卫生出版社，2011.

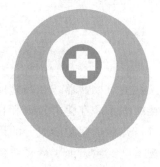

第三章 | 中药化学

关键词

中药化学　化学成分　提取分离　结构鉴定　药效物质基础

内容提要

中药化学是一门结合中医中药基本理论和临床用药经验，运用化学原理和方法及其他现代科学理论和技术等研究中药化学成分的学科。中药化学主要研究中药中的化学成分和有效成分的化学结构、物理化学性质、提取、分离、检识和结构鉴定方法等。

第一节　概　述

中药是中医药学的重要组成部分，也是我国传统的防治疾病的重要武器。中药之所以能起到防病治病的作用，与其中所含有的化学成分有着最直接的联系。在化学知识和技术高度发展的今天，人们已从中药中提取、分离出众多化学成分，并对这些化学成分的理化性质和结构有了深入的研究，通过不同程度的药效实验、生物活性实验验证了众多对机体具有一定生理作用的成分，从而确定药效物质基础。这就是中药化学的研究工作。

一、中药化学的含义

（一）中药化学的定义

中药化学（chemistry of Chinese medicine）是一门结合中医中药基本理论和临床用药经验，运用化学原理和方法及其他现代科学理论和技术等研究中药化学成分的学科。

中药化学主要研究中药中的化学成分和有效成分的化学结构、物理和化学性质、提取、分离、检识和结构鉴定方法，以及生物合成途径和必要的化学结构的修饰或改造及构效关系等。

（二）中药有效成分与药效物质基础

由于生源途径的关系，一种中药中往往存在母核相同、取代基不同的同一类型成分，也有不同类型的成分，例如，中药人参中就含有20余种三萜皂苷类成分，其都有相同或类似的母体，同时人参中又有黄酮类、多糖及挥发油等类成分。中药成分的复杂性及多种中药的配伍应用，即构成了中药功效的多样性，是中药常具有多方面功效或多种药理作用的物质基础。

中药的化学成分不一定是有效成分，有些化学成分不具有生物活性，也不能起防病治病的作用，这些化学成分被称为无效成分。但中药有效成分和无效成分是相对的。一方面，随着科学的发展和人们对客观世界认识的提高，一些过去被认为是无效成分的化合物，如某些多糖、多肽、蛋白质和油脂类成分等，现已被发现具有新的生物活性或药效。另外，一些中药的化学成分本身不具有生物活性，也不能起防病治病的作用，但是，它们受采收、加工、炮制或制剂过程中一些条件的影响而产生的次生产物，或它们口服后经人体胃肠道内的消化液或细菌等的作用后产生的代谢产物，以及它们以原型的形式被吸收进入血液或被直接注射进入血液后在血液中产生的代谢产物却具有防病治病的作用，这些化学成分无疑也应被视为有效成分。另一方面，某些过去被认为是有效成分的化合物，现经研究证明是无效的。例如，近年来的研究证实，麝香的抗炎有效成分是其所含的多肽而不是过去认为的麝香酮等。

（三）中药化学的任务

中药化学在中药学科的研究中具有承上启下、融会贯通的作用。通过对中药（复方）有效成分的研究，人们不仅可以阐明中药性味及功效的中药药性理论，寻找或发现可供创制新药的有效物质或提供先导化合物，同时有助于建立中药及复方的质量评价体系与标准，提高并保证中药材及中药制品的质量，开发新的药用资源，探讨中药及复方防治疾病的机制，进而促进和提高中医基础理论和临床研究的整体水平，加快中医药研究的步伐。中药化学的主要任务包括以下几方面：

1. 阐明中药的药效物质基础，探索中药防治疾病的原理

对中药进行有效成分的研究，不仅可以阐明中药产生功效的究竟为何物质，也为探索中药防治疾病的原理提供了前提和物质基础。例如，中药麻黄性温，味辛、微苦，有发汗散寒、宣肺平喘、利水消肿的功效，可治疗风寒感冒、胸闷喘咳、风水浮肿、支气管哮喘等病症；现代研究证明，麻黄中的挥发油成分 α-松油醇是其产生发汗散寒功效的有效成分；其平喘的有效成分是麻黄碱和去甲麻黄碱；而利水的有效成分则是伪麻黄碱。麻黄的现代研究不仅明确了其化学成分组成，还丰富了麻黄的药性理论。

2. 促进中药药性理论研究的深入

如对于中药的化学成分与中药药性之间的关系的探讨。中药的药性理论包括中药的寒热温凉，通过温热中药化学成分研究，发现温热药附子、吴茱萸、细辛、丁香等都含有消旋去甲乌药碱，此成分为 β-受体激动剂，具有加强心肌收缩力，以及加快心率，以及促进脂肪和糖代谢等一系列作用，这些作用与热性药的药性基本一致，故推测去甲乌药碱可能是"热性"中药的物质基础。这类研究可为中药药性理论的深入研究奠定基础。

3. 阐明中药复方配伍的原理

中药配伍中可能存在着一种中药有效成分与他种中药有效成分在药理作用方面的相互作用，也可能存在着一种中药有效成分与他种中药有效成分之间产生物理的或化学的相互作用。一般来说，后者常发生在中药方剂的煎煮或其他剂型的制备过程中，从而使方剂中的有效成分无论在质的方面还是在量的方面都与单味药有所改变。生脉散为中医古典精方，古代医家用于抢救热伤元气、脉微欲绝等的危重病人。经研究，其中三味药单用均不如复方。红参－麦冬－五味子（1∶3∶1.5）水煎后，被发现生成了一种新物质，经结构测定为 5－羟甲基糠醛（5-HMF），该物质仅在五味子中少量含有，药效试验表明，5-HMF具有抗心肌缺血作用，是生脉散功效有效成分之一。

4. 阐明中药炮制的原理

研究中药炮制前后化学成分或有效成分的变化，将有助于阐明中药炮制的原理、改进传统的炮制方法、制定控制炮制品的质量标准、丰富中药炮制的内容。如对于黄芩炮制的研究。黄芩有浸、烫、煮、蒸等炮制方法。过去南方认为"黄芩有小毒，必须用冷水浸泡至色变绿去毒后，再切成饮片，叫淡黄芩"，而北方则认为"黄芩遇冷水变绿影响质量，必须用热水煮后切成饮片，以色黄为佳"。经中药化学的研究表明，黄芩在冷水浸泡过程中，其有效成分黄芩苷可被药材中的酶水解成黄芩素，后者不稳定易氧化成醌类化合物而显绿色。

可见用冷水浸泡的方法炮制，会损失有效成分，导致抑菌活性降低，而用烫、煮、蒸等方法炮制时，由于高温破坏了酶的活性，使黄芩苷免遭水解，故抑菌活性较强，且药材软化易切片。因此，认为黄芩应以北方的蒸或用沸水略煮的方法进行炮制。

5. 改进中药制剂剂型，提高药物质量和临床疗效

中药制剂的剂型从汤剂开始，目前已有 40 多种剂型，为了研制开发出高效、优质、安全、稳定的"三效"（高效、速效、长效）、"三小"（剂量小、毒性小、副作用小）、"三便"（贮存、携带、服用方便）的新型中药，中药化学在中药制剂的研制中起着十分重要的作用。对中药有效成分或有效部位的理化性质的研究，有助于去粗取精、研制合理的工艺剂型等。

6. 建立和完善中药的质量标准

为了更好地控制中药的质量，在严格按照《中药材栽培质量管理规范》（good agricultural practrce，GAP）的要求进行中药材栽培、生产，以及严格按照《药品生产质量管理规范》（good manufacturing practice，GMP）的要求进行中药制剂生产的同时，越来越多地应用中药化学的检识反应、鉴别方法、各种色谱法和波谱法对中药材、中药饮片、中药制剂进行定性鉴别和含量测定，并尽可能地对其生产的全过程进行监控。在中药的质量控制中，如果能确定其有效成分，则应以其有效成分为指标，建立定性鉴别和含量测定的方法，以此来控制质量。如果其有效成分尚不清楚时，可以采用其主要化学成分或标志性化学成分为指标进行质量控制。

7. 研制开发新药、扩大药源

在中药有效成分的研究中往往有许多新颖结构的出现，也伴随一些新的生物活性成分的发现。新结构的出现可作为现代合成药物的先导化合物，对其进行的结构改造往往可得到活性更高、毒性更低的合成（半合成）药物。如从青蒿（黄花蒿）中分离出的抗疟有效成分青蒿素，实验证明其对耐氯喹疟原虫有极高的血中裂殖体杀灭作用；通过对其结构的修饰，获得了抗疟效果更好的蒿甲醚。

二、中药化学的发展

关于中药化学成分的研究，中国古代已有明确记载，如明代《医学入门》（1575 年）中就记载了用发酵法从五倍子中得到没食子酸的过程："五倍子粗粉，并矾、曲和匀，如作酒曲样，入瓷器遮不见风，侯生白取出。"这里的"生白"即为没食子酸生成之意，是世界上最早制得的有机酸，比舍勒的发明早了约 200 年。但那时尚无化学的概念。从天然药物中分离所含的有机化学成分，一般认为是以瑞典药师、化学家舍勒（K. W. Schelle，1742—1786 年）于 1769 年从酒石中制得酒石酸为开端。后来他又从天然物质中分离得到苯甲酸、苹果酸、没食子酸等有机酸类物质。

21 世纪的今天，在人类与疾病的抗衡中，各种替代医学和传统医学发挥着越来越大的作用。化学药物毒副作用大、易产生抗药性，而天然药物由于毒副作用相对较小，越来越受到青睐。国外的中药研究主要集中在我国周边国家和地区。例如，日本对众多常用中药的化学成分进行了较深入的研究，对人参、黄芪、葛根、柴胡、附子等进行了化学成分

研究，并且在这些中药的种质资源、质量评价、药理作用、作用机理及临床应用方面也获得了世界先进的研究成果。俄罗斯、印度、巴基斯坦等国家在中药的研究中也取得了较多的进展。我国中药化学的研究和开发，基本上始于20世纪20年代对麻黄碱的研究。30年代以研究延胡索最为突出，分离得到了延胡索的止痛成分。

第二节　中药化学的研究内容

中药化学的研究内容主要涵盖中药各类化学成分的结构特点、理化性质、提取分离、结构鉴定等。其中，结构特点及理化性质为理论知识，提取分离与结构鉴定为实际应用，只有扎实地掌握中药化学各类成分的结构特征及理化性质，才能更好地运用中药化学的研究方法与手段进行中药化学成分的提取、分离及结构鉴定。

一、中药化学成分类型简介

1. 生物碱

生物碱为一类存在于生物体内，分子中含有氮原子的有机化合物的总称；一般具有碱性，可与酸成盐。游离生物碱具亲脂性，生物碱盐具亲水性。

2. 苷类

为一类经水解后可产生糖和非糖两部分的化合物。非糖部分叫苷元。苷具亲水性，苷元具亲脂性。依据苷元的不同可分为如下类型：

（1）黄酮类化合物：具有 C_6—C_3—C_6 的基本结构，如槐米中的芦丁。

（2）蒽醌类化合物：具有共轭二酮的基本结构，如大黄中的大黄素苷等。

（3）木脂素和香豆素类化合物：具有 C_6—C_3 基本结构，如叶下珠脂素等。

（4）强心苷类化合物：具有强心作用的甾体苷类化合物。

（5）皂苷类化合物：分为甾体皂苷、三萜皂苷两类。

3. 挥发油

挥发油为一类可随水蒸气蒸馏出来的与水不相混溶的油状液体的总称。具有香味或特殊气味的中药往往都含有挥发油。挥发油具亲脂性。如藿香油、薄荷油等。

4. 有机酸

广义的有机酸泛指分子中有羧基的化合物。在植物中多以金属离子或生物碱盐的形式存在。按分子大小又分为小分子有机酸和大分子有机酸。前者极性大，具亲水性；后者极性小，具亲脂性。

5. 树脂

树脂为植物组织中树脂道的分泌物。性脆，受热时先软化而后变为液体，燃烧时产生浓烟并有明火。树脂具亲脂性。按结构又分为树脂酸（主要为二萜酸、三萜酸及其衍生物）、树脂醇（分子中具羟基）、树脂烃（为一类结构复杂的含氧中性化合物）三类。

6. 氨基酸、蛋白质和酶

（1）氨基酸：分子中含有氨基的羧酸。构成蛋白质的多为 α－氨基酸。具亲水性。在等电点时，溶解度最小。

（2）蛋白质、多肽：蛋白质为20多种α-氨基酸通过肽键首尾相连而成的高分子化合物，多肽亦是。但二者分子量不同，一般将相对分子量在$5×10^3$D以下的称为多肽，而相对分子量为$5×10^3$～$1×10^7$D的称为蛋白质。蛋白质在冷水中溶解且成胶体，在热水、60%以上乙醇及其他有机溶剂中变性沉淀。

（3）酶：是有机体内具有催化作用的蛋白质。其催化作用具有专属性，如特定的酶可催化水解特定的苷。酶的性质和蛋白质相同。

7. 鞣质

鞣质又称单宁或鞣酸，为一类分子较大、结构复杂的多元酚类化合物的总称。可与蛋白质结合成难溶于水的鞣酸蛋白。为亲水性物质。

8. 植物色素

植物色素为植物中具有颜色的成分的总称。依溶解性又分为水溶性色素和脂溶性色素；前者主要指一些有颜色的苷、花青素，后者主要包括叶绿素、胡萝卜素等。

9. 油脂和蜡

油脂为一分子甘油和三分子脂肪酸脱水结合形成的酯。主要存在于种子中。常温下为液体。蜡为高级不饱和脂肪酸和一元醇生成的酯，主要存在于植物茎、叶的表面。常温下为固体。均为亲脂性成分。

10. 糖类化合物

糖类化合物是多羟基醛或酮及其衍生物、聚合物的总称，为中药中普遍存在的成分类型。糖类化合物根据其是否被水解和水解后生成单糖的数目可分为单糖、低聚糖、多聚糖三类。

（1）单糖：是组成糖类及其衍生物的基本单元，也是不能再水解的最简单的糖，如葡萄糖、鼠李糖等。

（2）低聚糖：也称寡糖，由2～9个单糖聚合而成，如蔗糖、芸香糖等。

（3）多糖：是一类由10个以上单糖聚合而成的高分子化合物，通常由几百甚至上千万个单糖组成，如淀粉、纤维素等。

单糖和分子量较小的低聚糖及大部分糖的衍生物一般为无色或白色晶体，分子量较大的低聚糖较难结晶，常为非结晶性的白色固体；分子量较小的糖有甜味。糖的衍生物，如糖醇等，也多为无色或白色结晶，有甜味。多糖常为无色或白色无定形粉末，基本无甜味。

二、中药化学研究方法与手段

（一）提取

提取是中药及天然产物化学成分研究的基础。常见的提取方法如下。

1. 溶剂提取法

1）提取溶剂的选择。溶剂提取法是用溶剂将中药中所需的成分溶解出来，而其他成分不溶或少溶于该溶剂的提取方法。其中提取溶剂的选择是关键。成分的溶解度与提取溶剂的性质有关。溶剂可分为水、亲水性有机溶剂和亲脂性有机溶剂。

2）提取方法。

（1）煎煮法。将中药粉碎后按计算量置适当容器（尽量避免用铁质容器）中，加10～15倍量水加热煮沸。一般煎煮2～3次，第一次1.5小时，第二、第三次可酌减加水量和煎煮时间，过滤后合并滤液，浓缩即可得浸膏。含挥发性成分及成分遇热易破坏的天然药物不宜用本法。含淀粉等多糖类较多的中药因煎煮后呈糊状，提取液黏稠，过滤困难，也不适宜采用本法。

（2）渗漉法。将中药粗粉置渗漉筒内，使溶剂自上而下匀速流动，达到提取天然产物的一种浸出法。方法是将渗漉筒固定在铁架台上，调节合适高度以方便接收，筒内下端放置纱布或滤纸，关闭渗漉筒；将中药粗粉放在容器中，加少量提取溶剂搅拌润湿后放入渗漉筒中，药粉适当压紧；从渗漉筒上部加入提取溶剂将药粉浸没，保持浸泡一定时间；打开渗漉筒，从下端接收渗漉液，渗漉速度一般以每100 g药粉3～5 mL/min为宜，以装筒均匀、松紧合适、充分浸渍和控制流速为关键点。通常收集渗漉液为药物重量的8～10倍，或以成分鉴别试验来决定渗漉终点。生产上，则可将后期的稀渗漉液进行再利用来提高溶剂的浸出效率。因渗漉是在常温下操作，故适用于热敏成分的提取。根据提取成分的差异，常用溶剂有酸水、碱水、不同浓度的乙醇和水等。溶剂消耗量大和提取时间长是本法的不足之处。

（3）回流提取法。将中药粗粉置于圆底烧瓶中，添加约10倍量的乙醇或其他低沸点有机溶剂至烧瓶容量的1/2～2/3处，接上球形或直形冷凝管，置电热套或水浴中加热回流2小时，趁热滤取提取液，药渣再用同等量新溶剂回流2～3次，若成分在溶剂中不易溶解或因中药质地坚实成分不易溶出时，需适当延长每次提取时间或增加提取次数，合并滤液，浓缩即得提取物浸膏。本法提取效率较高，但脂溶性杂质多、不适用于热敏性成分的提取是其缺点。

（4）连续回流提取法。亦称索氏提取法（或沙氏提取法）。选取合适规格的索氏提取器，按照由下到上的顺序安装固定好索氏提取器（即先放置好热源，其次固定好溶剂瓶，再安装提取器中心部分，最后安装冷凝器）。整套仪器应保持垂直。将待提取的中药用滤纸包好，小心放入索氏提取器的中心部分，滤纸包上端用重物（如玻璃球）压住，以免受溶剂浸泡时上浮飘起；取适量提取溶剂放入溶剂瓶中，并加沸石；打开冷凝水，调节热源进行加热回流提取。提取结束后首先关闭热源，待提取液完全冷却后再按由上到下的顺序拆卸仪器，并将提取液转移到合适的容器后浓缩即可。

（5）超声提取法。本法利用超声波高频率的振动，产生并传递强大的能量给药物和溶剂，使它们作高速度的运动，同时超声波产生的空化现象可击碎药材，加速药材中的成分溶入溶剂，从而增加了提取效率，因此，超声提取法的提取效率较高。操作时只需在超声波提取器中，把用溶剂浸泡的药材加上一定频率的超声波即可，因此本法操作简便，提取时间一般只需数十分钟，适用于多种溶剂对中药进行提取，不需高温也可达到提取目的，故也适用于对热敏成分的提取。工业化生产的相关设备目前还处于研究阶段。

2. 水蒸气蒸馏法

水蒸气蒸馏法是指将含有挥发性成分的中药与水共蒸馏，使挥发性成分随水蒸气一并馏出的一种浸提方法。水蒸气蒸馏法只适用于具有挥发性、能随水蒸气馏出而不被破坏、与水不发生反应而又难溶于水的中药的提取。操作时将中药粗粉置蒸馏瓶中，加适量水充分润湿，药物体积以蒸馏瓶容量的1/3为宜。加热水蒸气发生器产生水蒸气，通入蒸馏瓶中，将药物中的挥发性成分共同蒸馏出来，经冷凝管冷凝后收集于接收瓶中。蒸馏中断或完成时，必须先打开三通管的螺旋夹，使其与大气压相通后，才能停止加热水蒸气发生器，以免蒸馏瓶中液体被倒吸入水蒸气发生器内。分离一些在水中溶解度较大的挥发性成分常采用盐析法，在蒸馏液中加入饱和量的氯化钠或硫酸铵等，促使挥发性成分自水中析出，或采用低沸点脂溶性溶剂萃取得到。

3. 超临界流体萃取法

超临界流体是物质处于临界温度和临界压力以上时所形成的一种特殊的相态，其物理性质介于液体和气体之间，具有密度接近液体、黏度近于气体、扩散系数大于液体百倍、介电常数随压力增大而增加等特性，从而呈现出较液体溶剂更易于穿透样品介质的优点。超临界流体萃取法是利用超临界流体作为萃取剂从液体或固体样品中萃取化学成分的方法。应用本法提取天然产物，常用的萃取剂是超临界二氧化碳。在超临界状态下，将二氧化碳超临界流体与待分离的物质接触，利用程序升压使其有选择性地依次把不同极性、不同沸点和不同分子量的组分萃取出来。借助减压、升温的方法使超临界流体变成普通气体，被萃取物质则自动析出，从而达到分离提纯的目的。对极性大、分子量大的成分，萃取需加入夹带剂如水、甲醇、乙醇等来增加极性、提高其溶解度。超临界二氧化碳萃取技术虽已显示出很多优点，但由于工艺技术要求高，属高压设备，投资较大，工业化生产目前尚处于发展阶段。

（二）分离

中药提取液浓缩后仍然是混合物，根据需要进一步分离纯化。而分离是一个复杂的过程，分离方法随中药性质而异，常见的分离方法如下。

1. 萃取

萃取是中药化学实验中用于分离、纯化有效成分的常用方法之一。萃取是利用混合物中的各成分在两种互不相溶（或微溶）的溶剂中溶解度或分配系数的不同，使物质从一种溶剂内转移到另外一种溶剂中。经过反复多次萃取，将绝大部分的化合物提取出来。

1）简单萃取法。是物质在两种互不相溶的混合溶剂中重新分配的过程，可通过简单的分液漏斗实现操作。

2）pH梯度萃取法。是分离酸性、碱性成分常用的手段。其原理是由于溶剂系统的pH变化改变了成分的存在状态（游离型或解离型），从而改变它们在溶剂系统中的分配系数。例如，混合黄酮苷元由于结构中酚羟基的数目和位置不同，各自呈现的酸性强弱不同，因此可将其先溶于有机相（如三氯甲烷或乙醚）中，然后依次用5%碳酸氢钠、5%碳酸钠、1%氢氧化钠、4%氢氧化钠的水溶液萃取，黄酮苷元按照酸性从大到小的顺序被分别萃取到碱水层，从而达到分离的目的。分离碱性强弱不同的游离生物碱（如溶解于三氯甲烷中的各种生物碱），可用pH由高至低的酸性缓冲溶液顺次萃取，使生物碱按碱性由强到弱的顺序分别被萃取出来。亦可将含生物碱的酸水溶液通过加氨水逐步增大pH，每次pH增加到特定数值（依据具体生物碱是否游离确定）后即用三氯甲烷萃取，生物碱按照碱性从小到大的顺序分别被萃取到三氯甲烷层，从而达到分离的目的。

　　3）逆流分溶法。逆流分溶法（countercurrent distribution，CCD，亦称逆流分布法、反流分布法或逆流分配法）是一种多次、连续的液－液萃取分离过程。经由若干乃至数百只管子组成的 Craig 逆流分溶仪器操作，做数百次甚至千余次两相溶剂的振摇、静止、分离、转移程序，将两个分配系数很接近的化合物分离。操作前首先根据分配层析的行为分析、推断和选择对混合物分离效果较好的即分配系数差异大的两种不相混溶的溶剂，通过实验测知要经多少次的萃取转移，从而达到混合物真正的分离。本法操作条件温和，样品容易回收，特别适合于分离因子较小、中等极性、不稳定的物质的分离。样品极性过大、过小时，或分配系数受浓度、温度影响过大时则不宜用本法分离。易于乳化的溶剂系统也不宜采用。

　　4）改变溶液极性法。在溶液中加入另一种溶剂以改变混合溶剂的极性，使一部分物质沉淀析出，从而实现分离。常见的方法如下：

　　（1）水/醇法。在中药浓缩水提取液中加入数倍量高浓度乙醇来降低溶液的极性，经过静止放置后，则多糖、蛋白质等水溶性杂质以沉淀形式析出，进而通过过滤除去这些杂质。

　　（2）醇/水法。在中药浓缩乙醇提取液中加入数倍量水稀释来增大溶液极性，经过静止放置以沉淀除去树脂、叶绿素等水不溶性物质。

　　（3）醇/醚法或醇/丙酮法：在中药乙醇浓缩液中加入数倍量乙醚或丙酮，这种极性的改变可使提取液中大极性的皂苷沉淀析出，而脂溶性树脂等杂质则留在母液中。

　　2. 薄层色谱法

　　薄层色谱法（thin layer chromatograph，TLC）通常是指将固定相（如吸附剂）均匀地铺在具有光洁表面的玻璃、塑料或金属板上，形成 1 mm 左右厚度的一层固定相，这种带有固定相的平板叫薄层板或薄板；然后将待分离样品点在薄层板的一端，利用适当的溶剂系统展开，在一定的条件下显色或直接在日光或紫外光下观察所获得的斑点，从而达到分离、分析、鉴定和定量的目的。如固定相为吸附剂，则为吸附薄层色谱法，常见的还有分配薄层色谱法、离子交换薄层色谱法和凝胶薄层色谱法。但应用最广泛的还是以硅胶、氧化铝、聚酰胺为固定相的薄层色谱法。

　　3. 柱色谱分离方法

　　（1）硅胶柱色谱：硅胶色谱是最常用的色谱方法，适用于亲脂性成分的分离，广泛用于萜类、甾体、强心苷、苯丙素、黄酮、醌类、生物碱等类化合物的分离。色谱用硅胶为多孔性物质，具有四面体硅氧烷交链结构，由于其骨架表面具有许多硅醇基（—Si—OH）而具有吸附性能。硅胶暴露在空气中极易吸收水分，此种水分几乎呈游离状态存在，当加热至 100 ℃左右时会逐渐失去水分子，这种吸附和解吸附是可逆的。硅胶的活度与水分的含量有关，含水量越高，则吸附力越弱，反之亦然。当游离水含量高达 17% 及以上时，其吸附能力极低，因而可作为分配色谱的支持剂。

　　（2）氧化铝柱色谱：氧化铝与硅胶一样同属于极性吸附剂，主要用于亲脂性化合物的分离。氧化铝具有价廉、吸附力强、载样量大等优点。但对于含有羧基的化合物、酸性较强的酚类化合物等能形成"死吸附"，而对于一些对碱性敏感的化合物如内酯类、强心苷类、某些萜类等易发生内酯环开裂、酯的水解、异构化、聚合等副反应，同时由于氧化铝的颗粒较粗，影响了它的分离效果，故氧化铝主要用于一些对弱碱稳定的亲脂性成分特别是生物碱的分离和天然药物成分中杂质的脱除及精制。

通常使用的氧化铝有碱性氧化铝、中性氧化铝和酸性氧化铝三种。碱性氧化铝主要用于对弱碱稳定的生物碱类、甾体类、醇类等化合物的分离，因对醛、酮类化合物有时可使其发生聚合等副反应，故一般不用，中性氧化铝可用于醛、酮、醌、某些苷类、内酯类等的分离。酸性氧化铝主要用于一些酚酸类化合物的分离。

（3）聚酰胺柱色谱。聚酰胺（polyamide）是由酰胺聚合而成的一类大分子化合物。聚酰胺既有半化学吸附即氢键吸附色谱的性质，又有物理吸附色谱的性质，属于双重色谱吸附剂。聚酰胺广泛应用于黄酮类、醌类、酚酸类、木脂素类、生物碱类、萜类、甾体类、糖类及氨基酸类等各种极性、非极性化合物的分离，特别是在黄酮类、醌类、酚酸类等多元酚类化合物、含有羧基的化合物及含有羰基的化合物的分离中具有独特的优势。同时，聚酰胺色谱的应用也为其他类天然药物成分的分离提供了一种新的手段。

（4）大孔吸附树脂色谱。大孔吸附树脂是一种大分子聚合物，其能对物质进行吸附是因为它具有多孔性和含有一些能吸附物质的官能团。其孔的结构、孔径、孔体积、孔的面积和含有官能团的性质及官能团数目的多少等是影响大孔吸附树脂的吸附性能的主要因素。从分离机理上来讲，它既有物理吸附、又有半化学吸附（氢键吸附）作用，还兼具分子筛的作用（即排阻色谱）。

（5）凝胶色谱。凝胶色谱法是 20 世纪 60 年代发展起来的一种分离分析方法，优点是所使用的固定相凝胶具有分子筛的性质、所需设备简单、操作方便、获得结果正确可靠。缺点是凝胶的价格昂贵，但因凝胶可以再生，故可反复多次使用。凝胶色谱不仅可用于生物大分子的分离和分子量的测定，还可用于生物化学和天然药物化学成分的分离。凝胶色谱常用的固定相有葡聚糖凝胶（如 Sephadex G-10、G-15、G-25 等）、羟丙基交联葡聚糖凝胶（如 Sephadex LH20）等。

（6）离子交换柱色谱。利用离子交换树脂对各种离子的亲和力不同，从而使能离子化的化合物分离的方法称为离子交换色谱法。离子交换树脂是一种不溶性的球状固体，具有很大的表面积，能吸收大量的水。离子交换树脂的分子中含有可离解性的酸性基团或碱性基团，这些可离解性的基团在水溶液中能离解出本身的离子，并与溶液中的其他阳离子或阴离子交换。这种交换反应是可逆的，并遵守质量作用定律。虽然离子交换反应是可逆反应，但由于是在色谱柱上进行的，当连续不断地添加新的交换溶液时，交换反应的平衡就会不断地向正反应方向进行，直到交换完全，所以可以把交换树脂上的离子全部洗脱下来。当一定量的溶液通过离子交换树脂时，由于溶液中的离子不断被交换到树脂柱上，其浓度不断下降，因此溶液中的物质也可以完全被交换到树脂上。根据这一原理，可以将天然药物的提取物通过离子交换树脂，将酸性成分或碱性成分或酸碱两性成分交换到树脂上，然后再用更强交换能力的溶剂将其洗脱下来，从而达到与其他成分分离的目的。

4. 结晶法

结晶法是分离和精制固体成分的重要方法之一，是利用混合物中各成分在溶剂中的溶解度随温度变化的不同来达到分离目的的方法。具体操作是选用合适的溶剂，将化合物加热溶解，形成有效成分的饱和溶液，趁热滤去不溶的杂质，滤液低温放置或蒸去部分溶剂后再低温放置，从而使大部分有效成分析出结晶。由于初析出的结晶总会带一些杂质，因此，需要通过反复结晶即所谓的重结晶方法，才能得到高纯度的晶体。

结晶法所用的样品必须是已经用其他方法提取得到比较纯的样品，再采用此法精制。如果粗提取物的纯度很低则很难得到结晶，因结晶是同类分子的自相排列，如果杂质过多则阻碍分子的排列。

有些结晶含有 2 种以上的成分，可用分步结晶法使之分离。分步结晶法是将粗品溶于适宜的溶剂中，经处理使先析出的结晶 I 滤出，分出结晶后的母液经浓缩后再析出结晶 II，母液再浓缩后可析出结晶 III……。如此一步步结晶，可达到分离的目的。分步结晶法各部分所得结晶其纯度往往有较大的差异，且常常可获得一种以上的结晶成分，在未检查前不要贸然混在一起。

结晶的纯度可由化合物的晶形、色泽、熔点和熔距、薄层色谱或纸色谱等做初步鉴定。一个单体纯化合物一般都有一定的熔点和较小的熔距，同时，在薄层色谱或纸色谱中经数种不同展开剂系统进行鉴定时应为一个斑点。

5. 沉淀法

沉淀法是在中药提取液中加入某些试剂使某种或某些成分析出，或析出某些杂质，以获得有效成分或除去杂质的方法，包括醇沉法、酸碱沉淀法和铅盐沉淀法等。

6. 透析法

透析法是利用小分子物质在溶液中可通过半透膜，而大分子物质不能通过半透膜的性质来达到分离的一种纯化方法。在分离纯化蛋白质、多肽、多糖、皂苷等分子量较大的物质时，常采用本法除去无机盐、单糖、双糖等杂质，反之也可用于上述化合物的精制。

透析膜有多种规格，透析的成功与否与透析膜的规格关系极大，可根据情况而选择。透析时要不断更换透析膜外的溶剂，始终保持膜内外的浓度差，以加快透析。有时为加快速度，可以采用电透析法。

7. 盐析法

盐析法是在中药提取液中加入无机盐至一定浓度，或达饱和状态，使某些成分在水中溶解度降低，从而与水溶性大的杂质分离。常用作盐析的无机盐有氯化钠、硫酸钠和硫酸铵等。例如，自黄藤中提取掌叶防己碱，自三颗针中提取小檗碱，在生产上都是用氯化钠或硫酸铵通过盐析制备。有些成分如原白头翁素、麻黄碱、苦参碱等水溶性较大，在提取时，往往先在水提取液中加入一定量的食盐，再用有机溶剂提取。

（三）结构鉴定

结构鉴定是中药化学的一项重要研究内容，也是中药化学课程的重点与难点。从中药中分离得到的单体化合物若结构不清楚，则无法开展相关的研究工作，所以，解析和确定单体化合物的结构是中药化学的重要研究工作。单体化合物结构研究主要依赖各种波谱技术进行综合解析，包括紫外光谱（UR）、红外光谱（IR）、核磁共振谱（NMR）、质谱（MS）等多种技术方法和手段。

1. 紫外光谱（UR）法

分子吸收范围在 200～800 nm 区间的电磁波产生的吸收光谱为紫外 - 可见吸收光谱，为电子跃迁光谱，即含有共轭双键、发色团及具有共轭体系的助色团分子在紫外及可见光区域产生吸收。紫外光谱主要用于鉴定结构中共轭体系的有或无。

2. 红外光谱（IR）法

有机化合物分子中，价键的伸缩及弯曲振动将在红外区域产生吸收，其中 $2.5 \sim 25.0\ \mu m$ 的中红外区即 $4\ 000 \sim 400\ cm^{-1}$ 波数处为多数官能团的基频振动吸收峰区，故化合物的红外光谱用于判断结构中某些官能团的有无。

3. 核磁共振（NMR）法

核磁共振波谱是一种基于特定原子核在外磁场中吸收了与其裂分能级间能量差相对应的射频场能量而产生共振现象的分析方法。在核磁共振技术中，氢（^1H）、碳（^{13}C）核磁共振（^1H-NMR 及 ^{13}C-NMR）是在有机化合物分子结构测定中最重要的工具。两者相辅相成，提供有关分子中氢及碳原子的类型、数目、相互连接方式、周围化学环境乃至空间排列等结构信息，在确定有机化合物分子的平面及立体结构中发挥着重大的作用。

4. 质谱（MS）法

质谱法是使待测化合物产生气态离子，再按质荷比（m／z）将离子分离、检测的分析方法，其灵敏度远远超过其他谱学方法。质谱的作用在于确定分子量、分子式及分子碎片结构。

［附］研究实例——大黄的化学成分研究

天然醌类化合物是天然产物中一类比较重要的活性成分，主要分为苯醌、萘醌、菲醌和蒽醌四种类型，是许多中草药中的有效成分。以下为大黄中的蒽醌类成分的提取、分离及鉴定。

《中国药典》2020 年版（一部）收载大黄为蓼科植物掌叶大黄 *Rheum palmatum* L.、唐古特大黄 *Rheumtanguticum* Maxim. ex Balf.，或药用大黄 *Rheum officinale* Baill. 的干燥根和根茎。大黄始载于《神农本草经》，列为下品。历代本草均有记载。大黄性寒、味苦，具泻下攻积、清热泻火、凉血解毒、逐瘀通经、利湿退黄等功效，多用于实热积滞便秘、血热吐衄、谵语发狂、痢疾初起、瘀血经闭等。大黄中含有游离型和结合型蒽醌类衍生物，以及鞣质类、二苯乙烯苷类、萘酚苷类和苯丁酮类成分等。大黄中常见蒽醌类成分的化学结构见图 3-1。现代药理研究发现，大黄具泻下、抗菌、降血压、收缩血管、止血、降低血管脆性的作用，且对小鼠的黑色素瘤、乳腺瘤及腹水型艾氏癌有抑制作用。

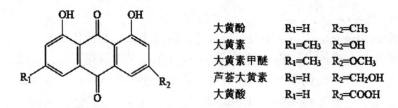

图 3-1　大黄中常见蒽醌类成分的化学结构

一、大黄中所含蒽醌类化合物的主要理化性质

（1）大黄酚。角形片状结晶，熔点为 $196 \sim 197\ ℃$（乙醇或苯），能升华。可溶于丙

酮、冰醋酸、三氯甲烷、甲醇、乙醇、热苯和氢氧化钠水溶液，微溶于石油醚、乙醚，不溶于水、碳酸氢钠和碳酸钠水溶液。

（2）大黄素。橙黄色长针状结晶，熔点为 $256 \sim 257$ ℃（乙醇或冰醋酸），能升华。易溶于乙醇，可溶于稀氨水、碳酸钠水溶液，几乎不溶于水。

（3）大黄素甲醚。砖红色针状结晶熔点为 206 ℃（苯），能升华，溶解度与大黄酚相似。

（4）芦荟大黄素。橙黄色针状结晶，熔点为 $223 \sim 224$ ℃（甲苯），能升华。可溶于乙醚、热乙醇、苯、稀氨水、碳酸钠和氢氧化钠水溶液。

（5）大黄酸。黄色针状结晶，熔点为 $321 \sim 322$ ℃，能升华。几乎不溶于水，溶于碳酸氢钠水溶液和吡啶，微溶于乙醇、苯、三氯甲烷、乙醚和石油醚。

【分析】

（1）大黄中的主要成分为蒽醌化合物，含量为 3%～5%，大部分与葡萄糖结合成苷，游离苷元有大黄酸、大黄素、芦荟大黄素、大黄酚、大黄素甲醚等。其中，大黄酸具有羧基，酸性最强；大黄素具有 β - 酚羟基，酸性第二；芦荟大黄素连有羟甲基，酸性第三；大黄素甲醚和和大黄酚的酸性最弱。根据以上化合物的酸度差异，可用碱性强弱不同的溶液进行梯度萃取分离，即 pH 梯度萃取法。

（2）根据大黄中游离苷元的酸性、极性不同，也可采用硅胶柱色谱、聚酰胺柱色谱等色谱手段进行分离。

（3）大黄中所含蒽醌苷类化合物，在提取时可以直接采用酸水提取，使得苷键水解，得到游离的蒽醌类化合物。

三、提取分离方法及操作步骤

1. 酸水解

用天平称取大黄粗粉 10 g，置 500 mL 烧杯中，加 20% H_2SO_4 水溶液 100 mL，直火加热 1 h，用布氏漏斗抽滤，过滤，水洗后于 70 ℃左右干燥。

注意：酸水解过程中加热时间应该足够长，以保证水解充分。

2. 总羟基蒽醌苷元的提取

滤饼经干燥后，置索氏提取器中，加入乙醚 150 mL，回流提取 2 h，得乙醚提取液。

乙醚提取液经薄层色谱检查有大黄酸、芦荟大黄素、大黄素、大黄素甲醚和大黄酚。薄层板为硅胶 CMC-Na 板，展开剂为石油醚（沸程 $60 \sim 90$ ℃）- 乙酸乙酯（7：3），近水平或直立展开，在可见光下可看到 4 个斑点，$Rf \approx 0.9$ 的黄色斑点为大黄酚和大黄素甲醚混合物，在此条件下难以分离，其余 3 个斑点，依 Rf 值由大到小分别为大黄素（橙色斑点）、芦荟大黄素（黄色斑点）、大黄酸（黄色斑点）。

注意：乙醚回流提取时，注意控制温度不要过高。乙醚总提取物要用保鲜膜封严实，防止乙醚挥发。

3. pH 梯度萃取分离

（1）大黄酸的分离和提纯。将上述乙醚提取液以 5% 碳酸氢钠溶液振荡提取，水层呈紫红色。分出水层，再重复提取数次，直至水层不显红色为止。合并水层提取液，用盐酸酸化至 pH＝3，即得黄色沉淀。过滤，先用水洗沉淀数次，再以少量冰冷的丙酮洗以除去有色杂质。干燥后以冰醋酸或吡啶重结晶 2～3 次，得黄色针状结晶。经熔点测定、纸色谱或薄层色谱，与对照品对照鉴定为大黄酸。

注意：使用分液漏斗时要按使用要求进行振摇。用不同碱液萃取时，碱水层为下层，应以下层碱水层色淡为准。加盐酸时，应随时搅拌，以避免局部溶液的酸性过高。

（2）大黄素的分离和提纯。碳酸氢钠溶液提取后的乙醚层再以 5% 碳酸钠溶液振荡提取数次，水层呈红色，合并水层提取液，加盐酸至酸性，得黄色沉淀，过滤，用水洗沉淀，以冰冷丙酮洗，在冰醋酸或吡啶中结晶数次，得橙色大针状结晶。经熔点测定、纸色谱或薄层色谱，与对照品对照鉴定为大黄素。

（3）芦荟大黄素的分离和提纯。碳酸钠溶液提取后的乙醚层，再经 0.25% 氢氧化钠溶液振荡提取数次，水层呈红色，合并水层提取液，加盐酸至酸性，得橙色沉淀。过滤后用水洗沉淀，干燥后在冰醋酸或乙酸乙酯中结晶数次，得橙色长针状结晶。经熔点测定、纸色谱或薄层色谱鉴定为芦荟大黄素。

（4）大黄酚和大黄素甲醚的分离和提纯。上述芦荟大黄素分离后的乙醚液用 5% 氢氧化钠溶液振荡提取数次，直至无色。合并深红色的水层溶液，加盐酸至酸性，得黄色沉淀。过滤，水洗，干燥后得大黄酚和大黄素甲醚混合物。将此混合物溶于乙酸乙酯，用硅胶柱色谱分离。洗脱剂为石油醚（沸程 60～90 ℃）－乙酸乙酯（15∶1）混合液。先洗脱下的化合物为大黄酚，后洗脱下的化合物为大黄素甲醚；前述二者分别经乙酸乙酯结晶纯化后，经熔点测定、薄层色谱鉴定皆为纯品。

4. 提取分离流程

大黄蒽醌类成分提取分离流程见图 3－2。

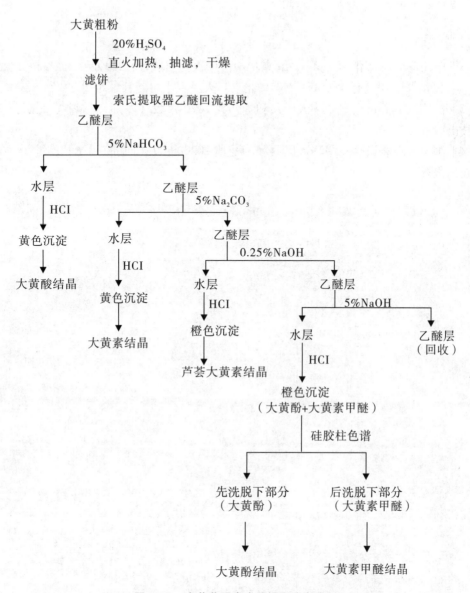

图3-2 大黄蒽醌类成分提取分离流程

思考题

（1）什么是中药化学？

（2）中药化学的意义是什么？

（3）中药化学的研究内容有哪些？

（4）中药化学常见的提取方法有哪些？

（5）中药化学常见的分离方法有哪些？

参考文献

［1］匡海学. 中药化学［M］. 北京：中国中医药出版社，2017.

［2］匡海学. 中药化学专论［M］. 北京：人民卫生出版社，2019.

［3］国家药典委员会. 中华人民共和国药典 2020 年版（一部）［M］. 北京：中国医药科技出版社，2020.

［4］国家药典委员会. 中华人民共和国药典 2020 年版（四部）［M］. 北京：中国医药科技出版社，2020.

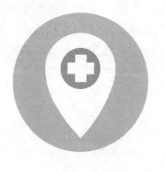

第四章 | 药用植物学与中药鉴定学

关键词

药用植物　中药鉴定　基源　性状　中药资源

内容提要

药用植物学主要是以植物形态学、植物解剖学、植物分类学、植物系统学（植物间亲缘关系）、植物化学、植物生态学，以及植物资源学等的知识和手段研究具有药用价值的植物，通过分类鉴定，调查药用植物资源，整理中草药的种类，确保用药准确、安全有效。中药鉴定学是在继承中国医药学遗产和传统鉴别经验的基础上，运用现代自然科学的理论、知识、方法和技术，系统地整理和研究中药的历史、来源、品种形态、性状、显微特征、理化鉴别、检查、含量测定等，建立规范化的质量标准及寻找和扩大新药源的理论和实践问题。简言之，通过"保质、寻新、整理、提高"，来解决中药原材料的质量、资源等源头问题。

 第一节　药用植物学

一、药用植物学的含义及与中药的关系

药用植物（pharmaceutical botany）是指医学上用以预防、治疗疾病及具有保健作用的植物。其植株的全部或一部分供作药用或为制药工业的原料。药用植物种类繁多，其入药部分各不相同，全草入药者如鱼腥草、金钱草等，部分入药者如人参、杜仲、钩藤、丁香、益智、马钱子、金银花等，需提炼后入药者如奎宁等。药用植物是中药的主要来源，在中药的发展过程中扮演了无可替代的角色。

药用植物学是利用植物学的知识（主要是形态学、解剖学、分类学）来研究具有预防、治疗疾病和保健作用的植物的一门学科。它是中药学和植物学的交叉学科，属于植物学的范畴。药用植物学的任务主要是以植物形态学、植物解剖学、植物分类学、植物系统学（植物间亲缘关系）、植物化学、植物生态学，植物资源学等学科的知识和手段，研究具有药用价值的植物，通过分类鉴定，调查药用植物资源，整理中草药的种类，确保用药准确、安全有效。

药用植物学与中药学、中药鉴定学、中药资源学、中药栽培学等相关课程的关系十分密切，在中药学专业培养体系中起着承前启后的重要作用，是学习中药鉴定学、中药化学、中药资源学等课程的基础。

二、学习药用植物学的目的和意义

（一）研究鉴定中药的原植物种类，确保药材基源的准确

在常用的中药中，中药原植物种类混乱，多品种、多来源、同名异物、同物异名的现象比较普遍（如白头翁、贯众等），严重制约了中药质量稳定，影响临床用药的安全、稳定、有效，同时也制约着中药走出国门。中药来源急待规范、澄清。为了保证用药的准确和安全，应用药用植物学知识鉴定中药的原植物种类是其主要的研究内容和目的。对中药

复杂品种进行整理、本草考证，以正本清源、澄清历史混乱品种；研究中药原植物种类，逐步做到一药一名，保证来源真实，以解决影响中药质量的重要物质基础。

（二）调查研究药用植物资源，为合理扩大利用和保护资源奠定基础

人类对植物利用的认识过程是不断前进发展的。近年来，新的药用植物和新的药用用途不断被发现。为了搞清这些植物的资源状况，需要利用药用植物学知识鉴定植物并进行资源状况调查，以便更好地保护和利用野生药用资源。我国目前大规模的资源普查有 4 次（1958 年、1966 年、1983 年、2012 年），通过大规模资源调查，基本摸清了我国中药资源种类、分布、数量、品质和应用的本底情况，对开发、利用现有药用植物资源，变资源优势为经济优势，更好发挥当地药用植物资源在医疗、保健中的作用，保证药用植物资源的可持续利用具有重要的作用。

（三）利用学科规律，不断寻找及开发新的药用资源

以植物亲缘关系相近往往含有相似的活性成分这一规律为线索寻找新的药物资源，是药物开发利用的有效方法。其中，从传统的中草药和民族医药遗产中开发高效、低毒性的新药，是寻找和开发新药源的重要途径，现已有多个成功的替代品实例（如黄连、血竭、利血平等）。

（四）利用植物生物技术，扩大繁殖濒危物种、活性成分含量高物种和转基因新物种

随着医药工业的发展，有些药用原料供不应求，因此，利用现代植物新技术包括利用植物生物技术，扩大繁殖濒危物种、筛选活性成分含量高物种和选育新品种是必然的选择，有利于缓解目前中药用药紧张的局面，也是保证生态平衡的有效措施。

三、药用植物学的学习方法

药用植物学是一门具有很强实践性特征的学科。药用植物学最重要的学习方法是要重视实践、注意观察。在学习时必须理论联系实际，注重培养、训练解决实际问题的能力，为今后学好相关专业课和解决今后工作中所遇到的实际问题奠定坚实的基础。主动去野外采认药用植物，有助于增强对植物形态结构和生活习性的全面了解，正确理解和熟练运用药用植物学的专业术语，正确掌握药用植物的特征。另外，实验课也非常重要，野外教学实习也是认识药用植物的重要过程，要高度重视。

学习药用植物学要注意掌握局部与整体关系，通过系统比较、纵横联系来归纳不同药用植物的共同点和不同点，如相似植物类群在外观形态、显微结构等方面的共同点和不同点。通过归纳总结可比较容易理解药用植物学相近的概念，使学习的内容互相联系、分类掌握，如通过归纳代表植物的特征来学习科属植物的主要特点等。

大自然充满了生机，让人乐于亲近，学习药用植物学的最关键问题，就是识别植物。植物分布广泛、随处可见，只要随时留意，就能逐渐认识一些周边植物。当有了植物识别的基础后，进一步学习药用植物就比较容易了。充分利用校园植物、药圃、标本室等资源去认识各种植物及标本，也可通过交流各自家乡分布的植物来进一步培养与提升兴趣，使得药用植物学的学习省力而方便。

多看参考书也是学好药用植物学的途径。药用植物学教材仅是一本最简单的入门课

本，要想学好药用植物学，还要多看相关参考书。常见的参考书目如：各种版本的植物学教材、本草图谱类、《植物解剖学》（李正理）、《中国中药志》《中药大辞典》《全国中草药汇编》《中华本草》《中国植物志》《中国高等植物图鉴》《中国高等植物》《中药资源学》《中药鉴别手册》《药用植物化学分类学》《常用中药材品种整理和质量研究》《中药材品种论述》《植物生态学》《植物生理学》《植物地理学》《植物细胞学》《孢粉学概论》等，以及《海南植物志》《海南植物图志》《广东植物志》《云南植物志》等地方植物志。

四、我国药用植物资源分布简况

由于我国地域广阔、生态环境变化纷呈，因此在不同气候带的地域中，植物的分布种类有着显著的差异。根据药用植物分布的主要地域，我国大陆药用植物资源分布简况如下。

（一）东北地区

包括辽宁、吉林、黑龙江。

（1）辽宁。分布有高等植物 2 000 余种，其中药用植物 1 400 余种。常见药材资源如黄芪、丹参、满山红、苦参、人参、刺人参、天麻、关黄柏、刺五加、紫草、核桃楸、平贝母、北沙参、甘草、秦艽、射干、五味子、龙胆、防风、远志等。

（2）吉林。分布有高等植物 2 300 余种，其中药用植物 1 400 余种。常见药材资源如北五味子、北细辛、甘草、关黄柏、防风、刺五加、关苍术、人参、石竹、苦参、山楂、山里红、地榆、龙牙草、问荆等。

（3）黑龙江。分布有高等植物 2 400 余种，其中药用植物约 1 200 种。常见药材资源如黄芪、黄芩、防风、苦参、南沙参、升麻、紫菀、北五味子、草乌、赤芍、泽泻、茜草、槲寄生、暴马丁香、麻黄、金莲花、紫花地丁、紫花鸢尾、铃兰、王不留行、瞿麦等。

（二）西北地区

包括宁夏、新疆、青海、陕西、甘肃及内蒙古部分。

（1）宁夏。分布有高等植物 1 800 余种，其中药用植物 126 科 917 种。常见药材资源如枸杞、甘草、麻黄、银柴胡、柴胡、锁阳、秦艽、党参、黄芪、大黄、白芍、升麻、远志、酸枣、香加皮、黄芩、茜草、南沙参、茵陈、款冬花、蒲黄、知母、百合等。

（2）新疆。分布有高等植物 4 000 余种，其中药用植物 151 科 1 791 种。常见药材资源如麻黄、罗布麻、甘草、岩白菜、新疆紫草、新疆阿魏、雪莲、红花、枸杞、伊贝母、雪菊、香青兰、一枝蒿、藁本、柴胡、赤芍、红景天、肉苁蓉、薰衣草等。

（3）青海。分布有高等植物 2 000 余种，其中药用植物 95 科 1 400 余种。常见药材资源如甘草、刺蒺藜、益母草、黄芪、防风、茵陈、败酱草、荆芥、蒲公英、羌活、党参、赤芍、柴胡、升麻、大叶三七、夜交藤、唐古特大黄、杜鹃等。

（4）陕西。分布有高等植物 3 300 余种，其中药用植物 180 科 2 400 余种。常见药材资源如中华猕猴桃、沙棘、绞股蓝、天麻、杜仲、苦杏仁、秦皮、山茱萸、苍术、牡丹、延胡索、穿龙薯蓣、甘草、酸枣、草麻黄、沙柳、银柴胡、列当、山慈菇、款冬花等。

（5）甘肃。分布有高等植物 4 000 余种，其中药用植物 2 400 余种。常见药材资源如华细辛、华山参、西洋参、黄芪、红芪、党参、杜仲、大黄、半夏、山茱萸、川贝母、天麻、柴胡、黄芩、防风、地黄、板蓝根、小茴香、红花等。

（6）内蒙古分布有高等植物 2 100 余种，其中药用植物 1 198 种。常见药材资源如赤芍、桔梗、北沙参、地榆、柴胡、升麻、五味子、龙胆、肉苁蓉、锁阳、甘草、黄芪、麻黄、薄荷、苍术、草乌、荆芥、瞿麦、龙胆、漏芦、苦参、山杏、款冬花、香青兰、肋柱花、知母、狼毒、北刘寄奴、紫菀、白芷、拳参、小茴香等。

（三）华北地区

包括北京、天津、河北、山西。

（1）北京和天津。野生植物种类较少，药用植物暂不介绍。

（2）河北。分布有高等植物 213 科 3 071 种，其中药用植物 201 科 1 900 余种。常见药材资源如黄芩、酸枣仁、枸杞、知母、紫菀、北沙参、丹参、菟丝子、槐树、金莲花、远志、山楂、荆芥、葶苈等。

（3）山西。分布有高等植物 2 700 余种，其中药用植物 178 科 1 625 种。常见药材资源如远志、党参、黄芪、秦艽、佛手参、柴胡、黄芩、藁本、麻黄、沙棘、白蒺藜、半夏、山药、丹参、槐、蒲公英、车前、连翘、太白贝母、九节菖蒲、玉竹、南五味子等。

（四）华中地区

包括湖北、湖南、河南。

（1）湖北。分布有高等植物 3 800 余种，其中药用植物 3 500 余种。常见药材资源如姜黄、重楼、柴胡、板蓝根、杜仲、苍术、黄柏、黄连、天麻、艾、山茱萸、葛根、金银花、百合、厚朴、半夏、玉竹、桔梗、栀子、金刚藤、瓜蒌、芡实、香附、薏苡、鱼腥草、虎杖、金樱子、千里光、商陆、玄参等。

（2）湖南。分布有高等植物 5 900 余种，其中药用植物 3 600 余种。常见药材资源如黄精、重楼、白及、钩藤、青牛胆、田基黄、土茯苓、大百部、通草、千斤拔、朱砂根、紫金牛、山慈菇、雷公藤、黄花倒水莲、八角莲、威灵仙、川木通等。

（3）河南。分布有高等植物植物近 4 000 种，其中药用植物 1 900 余种。常见药材资源如山茱萸、麦冬、杜仲、丹参、天麻、百合、桔梗、半夏、天南星、黄精、望春花、白芷、芍药、牡丹、薄荷、金银花、冬凌草、山楂、柴胡等。

（五）华东地区

包括华东七省一市，指山东、江苏、安徽、浙江、福建、江西、上海。

（1）山东。分布有高等植物 3 000 余种，其中药用植物近 1 200 种。常见药材资源如白头翁、徐长卿、天花粉、香附、薤白、三棱、牡丹、侧柏、玫瑰、槐、金银花、菊花、马兜铃、杏、桃、皱皮木瓜、酸枣、连翘、薏苡、老鹳草、茵陈等。

（2）江苏。分布有高等植物 3 000 余种，其中药用植物 1 100 余种。常见药材资源如茅苍术、明党参、夏枯草、草乌、太子参、丹参、知母、藜芦、七叶一枝花、枫香、淡竹叶、地榆、凌霄、莲、芡、蒲黄、泽泻等。

（3）安徽。分布有高等植物 4 200 余种，其中药用植物近 2 800 种。常见药材资源如枇杷、白茅、络石、杜仲、银杏、明党参、虎杖、乌药、直立百部、黄精等。

（4）浙江。分布有高等植物 3 000 余种，其中药用被子植物 2 700 余种。常见药材资源如白术、白芍、浙贝母、杭白菊、元胡、玄参、麦冬、温郁金、厚朴、金银花、山茱萸、女贞子、吴茱萸、郁李、杜仲、栀子等。

（5）福建分布有高等植物近 5 000 种，其中药用植物近 3 000 种。常见药材资源如白术、木瓜、厚朴、泽泻、山药、使君子、杜仲、辛夷、鱼腥草、草珊瑚、太子参、乌梅、莪术、半夏、单叶蔓荆、佛手、藿香、白花蛇舌草等。

（6）江西。分布有高等植物 4 000 余种，其中药用植物 2 000 余种。常见药材资源如栀子、青葙、车前、吴茱萸、芡、铁皮石斛、半夏、白术、白芍、金银花、菊花、白及、瓜蒌、青钱柳、香薷、射干、天麻、前胡、荆芥等。

（7）上海。分布有高等植物 4 000 余种，其中药用植物 2 000 余种，但野生种类较少。常见药材资源如蒲公英、马齿苋、凌霄、女贞、乌蔹莓、绞股蓝、山楂、白花蛇舌草、点地梅、鱼腥草、何首乌等。

（六）华南地区

包括广东、广西、海南。

（1）广东。分布有被子植物近 6 800 种，其中药用植物近 2 500 种。常见药材资源如枫香、华重楼、石仙桃、山木通、大血藤、蛇床、巴戟天、博落回、大高良姜、土茯苓、白木香、降香、檀香、青榄、山奈、大叶紫珠、肉桂、八角、广佛手、化橘红、茶枝柑等。

（2）广西。分布有种子植物 6 300 余种，其中药用植物近 5 100 种。常见药材资源如罗汉果、杜仲、银杏、木棉、秋枫、粗糠柴、穿心莲、钩藤、川楝、鸡骨草、两面针、鸦胆子、山豆根、三七、草果、薏苡等。

（3）海南。分布有种子植物 5 200 余种，其中药用植物近 3 000 种。常见药材资源如铁皮石斛、降香、白木香、美丽鸡血藤、胆木、胡椒、槟榔、高良姜、益智、草豆蔻、毛谷精草、鸦胆子、温郁金、姜黄、龙血树、见血封喉、鸡血藤、荔枝、龙眼、海南地不容、裸花紫珠、海巴戟、单叶蔓荆、天冬等。

（七）西南地区

包括四川、云南、贵州、西藏、重庆。

（1）四川。分布有高等植物近万种，其中药用植物 4 000 余种。常见药材资源如川芎、川白芷、丹参、白芍、川乌、姜黄、莪术、泽泻、姜、红花、麦冬、天麻、重楼、虎杖、金钱草、木香、厚朴、黄连、葛根、何首乌、独一味、羌活、大黄等。

（2）云南。分布有高等植物 18 000 余种，其中药用植物 6 200 余种。常见药材资源如云南红豆杉、胡黄连、贝母、雪莲、雪上一枝蒿、大花红景天、玛咖、岩白菜、草乌、天麻、云木香、云南黄连、药用大黄、羌活、厚朴、辛夷、吴茱萸、白及、秦艽、黄柏、三七、紫皮石斛、滇龙胆、云防风等。

（3）贵州。分布有高等植物 9 000 余种，其中药用植物 4 400 余种。常见药材资源如天麻、杜仲、黄连、吴茱萸、铁皮石斛、白及、南沙参、毛慈菇、黄柏、天冬、何首乌、山银花、淫羊藿、黔党参、桔梗、射干、艾纳香、金果榄等。

（4）西藏。分布有高等植物 5 000 余种，其中药用植物 3 000 余种。常见药材资源如绿绒蒿、草乌、暗紫贝母、雪莲、红景天、藏红花、胡黄连、大花绿绒蒿、印度獐牙菜、毛果婆婆纳、甘青青兰、棱子芹、藏木香、桃儿七等。

（5）重庆。分布有高等植物6 000余种，其中药用植物5 800余种。常见药材资源如巫山淫羊藿、城口细辛、黄连、白术、金银花、党参、贝母、天麻、厚朴、黄柏、杜仲、元胡、当归、川芎等。

 ## 第二节　中药鉴定学概述

一、中药鉴定学的含义

中药鉴定学（authentication of Chinese medicine）是研究和鉴定中药的品种和质量、制定中药质量标准、寻找和扩大新药源的应用学科。其在继承祖国医药学遗产和传统鉴别经验的基础上，运用现代自然科学的理论、知识、方法和技术，系统地整理和研究中药的历史、来源、品种形态、性状、显微特征、理化鉴别、检查、含量测定等，建立规范化的质量标准，以及寻找和扩大新药源等相关理论和实践。简而言之，就是一门对中药进行"保质、寻新、整理、提高"的学科。

二、中药鉴定学的发展历史

（一）国内中药鉴定学的发展历史

中药鉴别知识是通过长期的实践产生和发展而来的。我国人民在同疾病做斗争的过程中，逐渐积累了医药知识和经验，并学会运用眼、耳、鼻、舌等感官来识别自然界的植物、动物和矿物的形、色、气味，逐渐形成了"药"的感性知识。《史记·补三皇本记》"神农……始尝百草，始有医药"的记载说明了这一点。在无文字时代，药物知识凭借师承口传丰富起来，它是本草学的萌芽。在文字产生以后，就有了关于药物的记载，后经不断积累、发展，出现了本草著作。

早在我国第一部诗歌总集《诗经》（约公元前11至6世纪）中就记载有治病的药物，如采英（酸模）、采蕡（泽泻）、采艾（苦艾）、采蘼（益母草）、采卷耳（苍耳）等。1973年，在长沙马王堆发掘了三号汉墓，墓葬年代是汉文帝十二年（公元前168年），出土药物经鉴定确定的共有9种，分别为桂皮、花椒、姜、佩兰、茅香、高良姜、藁本、牡蛎、朱砂。出土有药物和医方的著作共6种，记载的药名总数初步统计有394种，其中《五十二病方》有药物247种。据专家推论，它是迄今为止我国发现的最早医学方书。该书主要内容虽是以临床医疗和"养生"为主，非药物学专著，但它提供了有关先秦时代医药学知识的珍贵史料。

从秦、汉时期到清代，本草著作约有400种之多。这些著作包含着我国人民与疾病作斗争的宝贵经验和鉴别中药的丰富文字资料，是祖国医药学的宝贵财富，并在国际上产生了重大影响。

1840—1949年，国外医药学大量传入我国，祖国医药学的发展受到了阻碍，其间著名的著作和成绩甚少。但中药鉴定工作在国外科技和学术思想的影响下有一定的进展和新的著作。如丁福保著《中药浅说》（1933年），从化学实验角度分析和解释中药，引进了化学鉴定方法。1934年，赵燏黄、徐伯鋆等编著了我国第一本《生药学》上编。叶三多广集西欧及日本书籍的有关资料，于1937年编写了《生药学》下编。上、下两编《生药学》的内容，大多着重于介绍外国书中收载的或是供西医应用的生药，对我国常用中药则收载较少。但是它引进了现代鉴定药材的理论和方法，这对后来应用"生药学"的现代鉴定知识和技术来整理、研究中药，起到了先导作用。

中华人民共和国成立后，党和政府对中医中药事业十分重视，中药的管理、生产、医疗、教育、科研及对外交流等各方面都得到了很大的发展。1964年，中医药院校开设了具有中医药特色的中药材鉴定学（后改为"中药鉴定学"）课程。1977年，全国协编教材《中药鉴定学》正式出版，在全国20多所中医院校使用，1980年、1986年又两次编写，至今已作为普通高等教育十三五规划教材出版。在中药的品种整理和质量研究方面，国家在"七五""八五"期间组织专家对200余种（类）常用中药进行了品种整理和质量研究，每种中药包括文献查考、药源调查、分类学鉴定、性状鉴定、显微鉴定、商品鉴定、化学成分、理化分析、采收加工、药理实验、结论和建议等11项。在本草考证方面，出版了《历代中药文献精华》《本草学》等专著，辑复了《唐·新修本草》等，出版了《本草纲目》校点本、《滇南本草》校订本等著名本草著作；此外还出版了一大批专业著作，如《中药志》《全国中草药汇编》上下册、《中药大辞典》上下册、《新华本草纲要》《中华本草》《药材资料汇编》《药材学》《中草药学》《生药学》《中药鉴别手册》《中药材真伪鉴别》《中药材鉴别彩照集》《动物药材鉴别》《中药粉末显微鉴定资料》《中药粉末显微鉴别手册》《中药材粉末显微鉴定》《叶类药材显微鉴定》《常用中药材组织粉末图解》等。随着1953年版《中国药典》的颁布，到目前的2020年版《中国药典》的问世，中药品种更明确，中药鉴定的方法和内容也逐步提高。国家药典委员会组织编著的《中药彩色图集》《中药粉末显微鉴别彩色图集》等的药典配套书籍，进一步促进了药典的应用，对于中药品种与质量的控制起到了积极作用。

（二）中药鉴定学科研究的发展

近来国外对天然药物的研究工作很重视我国的经验，注意从植物药中寻找新药源。由于新技术、新仪器的不断出现，此方面工作进展很快。如透射电子显微镜、扫描电子显微镜、放射自显影技术的应用，促进了现代细胞学的发展，在微观上已从显微结构到亚微、超微结构再到分子水平。在测定天然药物化学成分结构方面，有紫外光谱、红外光谱、质谱、核磁共振、X射线衍射、气相质谱联用、酶免疫、放射免疫等新的分析手段，大大推进了药用植物和动物化学成分及其定性定量分析的发展，使化学成分的分离、测定达到了快速、准确、精微和高效的水平，扩大了研究的广度和深度，提高了研究的速度。中药鉴定学科的发展已进入新的历史时期。中药有效成分的不断被阐明及其分析方法的迅速发展，推动了人们对影响中药品质的各种因素进行科学探讨。首先是对影响中药品质的各种生物学因素进行了研究，并利用这些生物学因素来提高药用植物的产量和质量。其次，开展了对中药采收、加工、贮藏等方面的研究，力求提高并保持中药的优良品质。近几十年来，在这些方面获得了不少成就。此外，用人工方法造成药用植物遗传因素的突变与多倍体植物的形成，利用示踪原子来探索有效成分在植物体内的形成过程及其影响因素，利用细胞和组织培养方法来生产药用植物的活性成分，在这些方面的研究也已获得了很大进展。

三、中药鉴定学的课程特点与学习方法

作为研究中药鉴定的方法、质量变化基本规律及质量标准化的学科，中药鉴定学是中药专业的专业主干课程，是一门应用性很强的综合学科，它是中药在国际化过程中所遇到的瓶颈之一。中药鉴定学在中药发展中占有重要的战略地位，在中药专业的整个专业课学习中具有重大意义。

目前中药鉴定学已成为中医学、中药学、化学、物理学、分子生物学、晶体学、数学、计算机图形学等多个学科的汇集点。随着这些相关学科的发展，中药鉴定学也不断取得新的进步，因此，中药鉴定学与其他学科是相互渗透、相互依赖、共同发展的。

中药鉴定学的学习方法：①理论联系实际是学习中药鉴定学必须遵循的原则。中药鉴定学是一门应用学科，必须掌握中药鉴定的理论与技能，而只有充分实践才能记住理论及进一步学会鉴定药材的本领。通过对照药材标本来学习药材的性状是有效途径。显微鉴定实验也要通过观察显微镜，并对照相应的图来记，才能达到效果。②掌握规律、善于总结和归纳是学习中药鉴定学的重要方法。每一类药材都有一定的鉴定规律，不同的部位如根类、根茎类也要、花类、叶类都有各自的鉴别特征等。除了对药材鉴别特点与规律进行总结，同时参考一些复习思考题加以学习，这样有助于学好中药鉴定学。

四、中药鉴定学的研究内容

（一）考证和整理中药品种，发掘祖国药学遗产

我国中草药学遗产十分丰富，仅本草著作中记载的药物就有近 3 000 种，它是现今中医药科学继承和发展的基础。在中药鉴定中，中药的品种问题直接关系到中药的质量，品种准确是保证中药质量的前提。由于历史等诸多因素（如同名异物和同物异名现象普遍存在、本草记载不详、在不同的历史时期品种发生变迁、一药多基源等），使得现今中药材品种混乱和复杂现象比较严重，造成中药质量控制困难。如何确定中药的正品，成为中药研究工作需要解决的首要问题。中药品种的考证与整理工作可澄清中药品种混乱的现象，力求达到一物一名、一名一物，以从源头上保证中药质量，达到品种正确及质量优良、稳定、可控。

解决上述问题的途径主要有：

（1）通过对中药商品调查和中药资源普查，结合本草考证，明确正品和主流品种。如《中国药典》已分别将报春花科植物过路黄 *Lysimachia christinae* Hance、豆科植物广金钱草 *Desmodium styracifolium*（Osbeck）Merr.、唇形科植物活血丹 *Glechoma longituba*（Nakai）Kupr. 分列为金钱草、广金钱草和连钱草收载。

（2）研究不同历史时期药物品种的变迁情况，正确继承古人药材生产和用药的良好经验。如经考证，阿胶原料在唐代以前主要为牛皮；宋代、明代为牛皮、驴皮并用；清代以后用驴皮，至今仍沿用驴皮。

（3）开展古方药物的品种考证，有利于医方的发掘与继承，为新药研究提供依据。例

如，屠呦呦对青蒿素的发现过程，就是从研究葛洪《肘后备急方》的青蒿治疟疾方始，再经过对青蒿历代所用品种的考证，最终结合科学试验所取得的成果。

（4）对一些道地药材的品种考证，查考地方志，常能提供一些历代本草未能记载的资料，解决在品种考证中的某些关键问题。如罗汉果，遍查历代本草均无记载，最后从清代《临桂县志》《永宁州志》查到不仅有罗汉果之名，还有其形态、性味、效用记载，这为罗汉果的药用提供了可靠的历史依据。

（5）本草考证有助于自然资源的开发利用。通过本草考证与现今药材品种调查相结合，能纠正历史的错误，发掘出新品种。

（二）鉴定中药的真伪

中药的真、伪、优、劣，即指中药品种的真假和质量的好坏。"真"即指正品；"伪"即指伪品；"优"即指质量优良；"劣"即指劣药。凡是国家药品标准所收载的中药均为正品；凡是不符合国家药品标准规定中药的品种及以非药品冒充中药或以他种药品冒充正品的均为伪品；凡符合国家药品标准质量规定的各项指标的中药其质量为"优"；凡不符合国家药品标准质量规定的中药其质量为"劣"。中药品种不真或质量低劣，会造成科研的失败、药品质量降低、临床疗效降低，轻则造成经济损失，重则误病害人。

在中药材及饮片的鉴定方面，目前中药材的真伪问题仍十分突出，一些常用中药出现了伪品、混淆品或掺伪品。除历史根源外，究其原因还有：

（1）误种、误采、误收、误售、误用。如种大黄时误种为藏边大黄、河套大黄；将金钱草（过路黄）误采为风寒草（聚花过路黄）；市场上曾大量出售十字花科芜菁的种子，以其充菟丝子；以丝石竹的根充桔梗；以参薯的块茎充山药；在山西、四川、江西、湖北还曾出现把有剧毒的小檗科桃儿七误作龙胆，以致中毒死亡或发生致残事件等。

（2）一些名称相近或外形相似或基源相近的品种之间产生混乱。如防己商品中粉防己、广防己、汉防己、木防己的名称或使用相混，广防己为马兜铃科植物，含马兜铃酸，只有防己科防己才可提制"汉肌松"原料。又如以滇枣仁充酸枣仁、川射干充射干等。

（3）个别人有意作假，以假充真。如金钱白花蛇，有用银环蛇的成蛇纵剖成条，接上其他小蛇头盘成小盘者，有用其他带环纹的幼蛇伪充者，甚至有用其他幼蛇在蛇身上用白色油漆画出环纹伪充正品；有用马铃薯片加工伪充白附片；用其他动物的皮（如马皮）熬制的胶充阿胶等。

除上述品种因素外，影响中药质量的主要因素有：

（1）栽培条件。栽培条件不当，如黄芪木质化程度增高、栽培的防风分枝等。

（2）采收加工。不同的采收期和不同的加工方法，使有效成分的种类或含量不同。如茵陈，过去只用幼苗，后来通过研究发现，茵陈的3个主要利胆有效成分以秋季的花前期和花果期含量为高，为此，药典规定茵陈有两个采收期，即春季幼苗高 6～10 cm 时或秋季花蕾长成时采收，前者称"绵茵陈"，后者称"茵陈蒿"。又如，金银花采用阴干、晒干和蒸后晒干的方式进行干燥时，其成分绿原酸的含量不同，以蒸晒法加工者含量高。

（3）产地。同种药材产地不同，质量不尽相同。如广州石牌产的广藿香与海南产的广藿香相比，含挥发油虽较少但抗真菌成分广藿香酮的含量却较高。

（4）贮藏时间。贮藏不当会引起中药的虫蛀、霉变、走油、风化，甚至自燃等，影响药物的疗效。如荆芥的挥发油含量随贮藏时间的延长而减少；新鲜细辛的镇咳作用强，但贮存6个月后则无镇咳作用。

（5）运输。运输中的药材如受到有害物质污染，其质量必然受影响。

（6）非药用部位超标。如沉香中掺入大量不含树脂的木材，本应为果肉的山茱萸掺入大量果核、山楂不去核入药等，从而影响药物的有效应用。

（7）人为掺杂。如薏苡仁中掺入高粱米，红花中掺入细红沙或细锯末，海马腹中填入鱼粉，冬虫夏草中插入铁丝，天麻中掺入铁块，全蝎中掺入泥土、食盐，用桔梗冒充人参等。

（8）药材经提取部分成分后再流入市场，如人参、西洋参、三七、五味子、黄柏、丹参等。

在中成药的鉴定方面，《中国药典》对中成药鉴定常用的主要鉴别方法之一为显微镜鉴别，其已成为控制中成药质量行之有效的常规方法和质量标准内容之一。此外，色谱法和光谱法也被用于中成药的鉴定。近年来，偏振光用于中成药显微鉴定、计算机自动识别系统研究等开始应用于中成药的鉴别，提高了鉴别效率。

（三）中药质量标准的研究与制定

中药标准是国家对中药质量及其检验方法所作的技术规定，是药品监督管理的技术依据，是中药生产、经营、使用、检验和监督管理部门共同遵循的法定依据。中药质量标准包括中药材、饮片和中成药的质量标准，要求中药的来源和处方要固定，采收加工、炮制方法和生产工艺要固定，临床疗效要确定，对有害物质要限量检查，对有效成分或有效物质群有定性鉴别的含量测定等。凡正式批准生产的中药（包括药材、饮片及中成药）都要制定质量标准。中药质量标准的制定原则为安全有效、技术先进、经济合理；中药质量标准的制定包括新中药材、新中成药的质量标准制定和老药再评价等内容。

现阶段我国中药材及中药制剂的质量控制，主要依据《中国药典》规定的常规方法进行，只是部分药材和制剂有1个或数个指标成分的含量测定方法。从目前情况看，仅靠这些方法在许多情况下还不能达到较好控制中药质量的目的，如在使用已批准生产的中药注射剂中常有产生不良反应的现象，这与制剂质量控制方法不规范，从而造成制剂质量不稳定有密切关系。随着现代科学技术特别是色谱和光谱技术的快速发展，建立标准物质（化学对照品）显得十分迫切。通过将全成分指纹图谱和有效标准成分定性定量测定相结合，建立起符合中医用药特色规律的中药系列质量控制统一智能方法系统，是中药质量控制方法研究的必然模式。

（四）寻找和扩大新药源

1. 中药资源

我国中药品种数量十分丰富，据第三次全国中药资源普查结果表明，我国药用植物、动物、矿物种类为12 807种。其中，药用植物11 146种（约占87%），药用动物1 581种（约占12%），药用矿物80种（占不足1%），其中有320种大宗植物药、29种动物药，总蕴藏量达850万吨，而野生资源是最宝贵的资源，如甘草、麻黄、独活、冬虫夏草、蟾酥、斑蝥、蜈蚣、蝉蜕、石膏、芒硝、朱砂、自然铜等。此外还发现了原来完全依靠进口的野生资源如胡黄连、马钱子、安息香、沉香、广木香、阿魏，对节约外汇资源、发展当地经济具有重要作用。

各地的道地药材主要有：内蒙古的黄芪、甘草，吉林的人参、鹿茸，甘肃的当归，广西的蛤蚧，江西的枳壳，甘肃、青海、四川的大黄，江苏的薄荷，宁夏的枸杞子，安徽的牡丹皮、芍药，云南的三七、黄连，海南的槟榔、益智，河南的山药、牛膝、红花、地黄、菊花，浙江的玄参、浙贝母、麦冬、杭菊、郁金、延胡索、白芍、白术，四川的黄连、附子、川贝母、川芎、川乌、川黄柏等。

2. 寻找和扩大新药源的有效途径

（1）以亲缘关系为线索。根据生物科属亲缘相近一般含有近似成分的规律，寻找类似疗效的中药，如我国东北满山红（兴安杜鹃）可治疗气管炎，西北小叶枇杷（烈香杜鹃）和广东紫花杜鹃，其疗效具有类似的效果；湖北麦冬、短葶山麦冬中多糖和皂苷的含量与麦冬相近，抗缺氧和免疫方面的功能与麦冬相同或更优。

（2）以有效成分为线索。如芸香科黄柏属、毛茛科唐松草属、小檗科小檗属均可作小檗碱的资源植物；岩白菜素为紫金牛科紫金牛中所含有的镇咳成分，该成分首次发现于虎耳草科岩白菜中，后从虎耳草科筛选发现落新妇属含量较多。

（3）老药新用。如丹参、川芎、葛根、山楂、三七、银杏叶可用于治疗心血管疾病。

此外，从民间用药经验中寻找新的药源，以药理和临床疗效为线索，扩大药用部位，大力发展人工栽培、养殖、人工合成、代用品研究及开展组织培养、生物工程等也是扩大新药源的有效途径和方法。

第三节　中药鉴定的基本方法

中药鉴定的常用方法很多，在实践中主要根据所鉴定的中药样品特点和要求而定，既可单独使用，也可几种方法联合使用。常见的鉴定方法为来源鉴定法、性状鉴定法、显微鉴定法、理化鉴定法、DNA 分子鉴定法等。

一、来源鉴定法

来源鉴定法又称基源鉴定法，是中药鉴定的基础，也是中药研究、生产、开发利用的主要依据。来源鉴定法就是应用植物、动物或矿物形态和分类学等方面的知识，对中药的来源或原料药进行鉴定，确定其正确的学名（或矿物的名称）或中成药的原料组成，以保证在应用中品种和来源准确的一种方法。

来源鉴定法主要用于完整的植物、动物、矿物类药材的真伪鉴别。来源鉴定的步骤（以植物药为例）包括形态观察及描述、文献资料核对、核对标本（或采集、制备标本）、学名的确定。

二、性状鉴定法

性状鉴定法又称直观鉴定法，是用感观（眼看、手摸、鼻嗅、口尝）、水试、火试等非常简便的鉴定方法来鉴别中药性状是否与规定的标准或对照品相符合的一种方法。它是由传统鉴别方法与现代生物和矿物形态学相结合而形成的，具有简单、易行、迅速的特点。

性状特征的描述方法，通常采用两种方法进行：一是使用生物学或矿物学的形态、组织学等名词；二是采用广大医药工作者在长期实践中积累起来的生动、形象的经验鉴别术语，如大黄的星点、何首乌的云锦纹。中药材性状鉴定观察的主要内容（要点）包括形状、大小、颜色、表面特征、质地、折断面特征、气、味、水试和火试。

三、显微鉴定法

显微鉴定法是利用显微镜、显微技术及显微化学方法等对中药进行分析鉴定，以确定其真伪、纯度、品质及鉴别依据。中药显微鉴定观察的内容包括植（动）物的组织构造、细胞形态、细胞内含物的特征、细胞壁性质及矿物的光学特性等。

显微鉴定法中使用的显微镜有普通光学显微镜、扫描电镜、透射电镜、扫描电镜和 X 射线能谱分析联用等。

显微鉴定法中制作的显微标本片根据种类、制作方法和保存的需要，可分为半永久制片、永久制片和临时制片。

根据制片方法，标本片可分为切片标本片（包括横切片、纵切片，纵切片又包括切向纵切片和径向纵切片）、解离组织标本片、表面标本片、粉末标本片和磨片等。横切片多用于观察组织的排列特征；纵切片多用于观察茎、木类中药的某些细胞组织，如射线的特征等；解离组织片用于观察某些细胞的形状，如纤维、石细胞等；表面片多用于观察叶、花、全草、果实和种子等的表面特征，一般取某一部分制片；粉末片多用于观察组织碎片、细胞及后含物或某些中药颗粒的特征；磨片用于坚硬药材如骨类、贝壳类及矿石的显微特征观察。

四、理化鉴定法

理化鉴定法是利用中药某些化学成分的化学性质和物理性质，通过化学的、物理的或仪器分析的手段，鉴定其真伪、纯度、品质优劣程度的一种鉴定方法。

1. 物理常数的测定

物理常数的测定包括对相对密度、旋光度、折光率、硬度、黏稠度、沸点、凝固点、熔点等的测定。

2. 常规检查

常规检查包含水分测定、灰分测定、膨胀度测定、酸败度检查、色度检查和有害物质检查（有机农药、黄曲霉素、重金属、砷盐等）。

3. 挥发油及浸出物含量测定

利用中药中所含挥发油成分能与水蒸气同时蒸馏出来的性质，在特制的挥发油测定器中测定其含量。测试用的供试品，除另有规定外，须粉碎至能通过 24 ～ 50 目筛。根据挥发油的比重，有相对密度在 1.0 以下及相对密度在 1.0 以上的挥发油测定方法。

浸出物测定法：根据浸出溶剂不同，浸出物含量测定主要有水溶性浸出物测定（冷浸法、热浸法）、醇溶性浸出物测定、挥发性醚浸出物测定三类。

4. 化学定性分析法

化学定性分析法是指利用某些化学试剂能与中药的某种或某类化学成分产生特殊的气味、颜色、沉淀或结晶等反应，来作为鉴别真伪的手段。

一般来说，在对中药进行化学定性分析时，通常可用其提取液、粉末或切片等来进行。方法主要有：①将化学试剂直接加到中药表面、切片或粉末上，观察产生的结晶及特殊的颜色反应；也可取切片或粉末装置在玻片或滤纸上，滴加相应的试剂进行直接观察。如在山豆根药材表面滴加10%氢氧化钠试液，其立即由橙红色变为血红色（北豆根无此反应）。②取适量中药粉末于小试管中，加适当溶剂提取出其化学成分，然后将溶液滴于玻片上、滤纸上或加入小试管中，滴加一定的试剂并观察其现象。③利用微量升华法，将中药中可升华的成分分离，加适当的试剂观察其化学反应现象。如牡丹皮粉末的微量升华物为丹皮酚，加三氯化铁醇溶液呈暗紫色。

5. 荧光分析法

荧光分析法又称"荧光光谱法"或"发射光谱法"，是利用中药中的某些成分在吸收自然光或紫外光后能产生荧光的性质，对中药及其所含成分进行鉴定的一种方法。荧光分析的常用仪器主要有荧光分析灯、光电荧光计、荧光分光光度计、显微荧光计等。必须指出，并不是所有的中药或其成分都有产生荧光的性质。有些中药本身不产生荧光，但若用酸、碱或荧光染色处理后，就可能使某些成分在紫外光线下呈现可见色彩。有的中药附有地衣或有多量霉菌生长，也可能有荧光出现，因此荧光分析还可用于检查某些中药的变质情况。此外，在色谱分析应用上，也可能使吸附在吸附柱上、纸条上及薄层板上的各种成分产生荧光色谱。

（1）荧光定性分析的方法主要有：一是直接取中药的饮片、粉末或其浸出液在紫外光下进行观察，如秦皮水浸液显碧蓝色荧光，日光下亦明显（含荧光物质秦皮甲素和秦皮乙素）；二是本身无荧光的中药，经化学方法处理后，在紫外光下进行观察；三是利用荧光显微镜观察中药的粉末或切片。

（2）荧光定量分析，利用被测物质的荧光强度和溶液浓度成正比的关系，对中药所含的成分进行含量测定。荧光分析用于物质的定量分析，其测定方法与紫外光谱法基本相同，采用的方法有标准曲线法和比较法。本法对多组分混合物的分析时，不经分离就可以测得被测组分的含量。在中药鉴定中，也可通过色谱等手段，先将供试品中的预测成分分离后，然后取样测定。

6. 显微化学分析法

显微化学分析法即用显微化学反应来检查中药细胞壁和细胞内含物中的化学物质的性质，从而达到鉴定目的的一种方法。本法包括显微化学反应和显微定位。本法多用于药材的临时切片（新鲜的材料效果尤佳）或粉末的鉴定，主要包括：①细胞壁的鉴别，如木质化细胞壁、木栓化细胞壁、角质化细胞壁、纤维素细胞壁、半纤维素细胞壁、硅质化细胞壁、黏液化细胞壁、几丁质细胞壁等；②糖类的鉴别，如淀粉、菊糖、可溶性糖类、黏液质和果胶质类；③蛋白质（糊粉粒）类的鉴别；④鞣质类成分的鉴别；⑤草酸盐的鉴别；⑥碳酸盐的鉴别；⑦生物碱等化学成分的鉴别。

显微定位是用显微化学的方法确定药材中化学成分的存在部位（有效部位），以此鉴定药材的质量和品种。显微定位的应用须在所鉴定的药材有效成分明确的情况下，选择对有效成分具有特殊反应的化学试剂，使之产生颜色或结晶，用显微镜确定有效成分的存在部位。

具体方法是：取药材用水浸软或软化后，切成薄片，滴加特定的化学试剂，封片检查。本法是中药鉴别和质量评价的一种简单、有效的方法之一，但选择特有反应的化学试剂较为困难。

7. 色谱鉴定法

色谱鉴定法又称层析法，根据其分离原理，可分为吸附色谱、分配色谱、离子交换色谱与排阻色谱等。根据其分离方法可分为有柱色谱法、纸色谱法、薄层色谱法、气相色谱法、高效液相色谱法等。

吸附色谱是利用被分离物质在吸附剂上被吸附能力的不同，用溶剂或气体洗脱使组分分离，常用的吸附剂有氧化铝、硅胶、聚酰胺等有吸附活性的物质。

分配色谱是利用被分离物质在两相中进行分配使组分分离，其中一相为液体，涂布或使之键合在固体载体上称为固定相；另一相为液体或气体称为流动相，常用的载体有硅胶、硅藻土、硅镁型吸附剂与纤维素粉等。

离子交换色谱是利用被分离物质在离子交换树脂上的离子交换作用使组分分离，常用的有不同强度的阳、阴离子交换树脂，流动相一般为水或含有机溶剂的缓冲液。

排阻色谱又称"凝胶色谱"或"凝胶渗透色谱"，是利用被分离物质分子量大小不同在填充剂上渗透程度不同使组分分离；常用的填充剂有分子筛、葡聚糖凝胶、微孔聚合物、微孔硅胶或玻璃珠等，可根据载体和供试品的性质选用水或有机溶剂为流动相。

色谱法反映的是中药提取物化学组成及含量情况，能定性、定量地反映中药的鉴别特征，具有分离能力强、分析速度快、定量准确等特点。

8. 光谱鉴定法

光谱鉴定法又称分光光度法，它是通过测定中药中被测物质在某些特定波长处或一定波长范围内光的吸收度，对该物质进行定性和定量分析的方法。药品分析一般用 $200 \sim 400$ nm 的紫外光区，$400 \sim 850$ nm 的可见光区，$2.5 \sim 15.0$ μm（或按波数计为 $4\,000 \sim 667\,cm^{-1}$）的红外光区。所用仪器有紫外分光光度计、可见光分光光度计（或比色计）、红外分光光度计、原子吸收分光光度计和荧光分光光度计等。

五、DNA 条形码分子鉴定法

DNA 条形码分子鉴定法是利用基因组中一段公认的、相对较短的 DNA 序列来进行物种鉴定的一种分子生物学技术，是传统形态鉴别方法的有效补充。由于不同物种的 DNA 序列是由腺嘌呤（A）、鸟嘌呤（G）、胞嘧啶（C）、胸腺嘧啶（T）四种碱基以不同顺序排列组成，因此对某一特定 DNA 片段序列进行比较分析，理论上即能够区分不同物种。

DNA 条形码分子鉴定常用序列包含 ITS2、psbA-trnH、COI。ITS2 一般用于研究属间、种间甚至居群间等较低分类等级的系统关系；psbA-trnH 基因间区是位于叶绿体基因 psbA 基因和 trnH 基因之间的一段非编码区，该间区进化速率较快，常用于植物属间、种间的系统发育研究；COI 为线粒体基因组的蛋白质编码基因，由于该基因进化速率较快，常用于分析亲缘关系密切的种、亚种及地理种群之间的系统关系。

在分析工具方面，BLAST 是基于局部 DNA 序列比对，并对数据库进行快速搜索的工具，其特点是仅搜索序列之间高度相似区域、精确且快速，是目前应用最广泛的序列相似性搜索工具之一。

思考题

（1）什么是药用植物？

（2）药用植物学的研究内容有哪些？

（3）中药鉴定的意义是什么？

（4）中药鉴定学的研究内容有哪些？

（5）简述中药鉴定基本方法的优缺点？

参考文献

[1] 黄宝康. 药用植物学 [M]. 7 版. 北京：人民卫生出版社，2016.

[2] 刘春生. 药用植物学 [M]. 7 版. 北京：中国中医药出版社，2016.

[3] 康廷国. 中药鉴定学 [M]. 4 版. 北京：中国中医药出版社，2016.

[4] 国家药典委员会. 中华人民共和国药典 2020 年版（一部）[M]. 北京：中国医药科技出版社，2020.

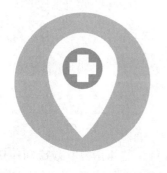

第五章 | 药理学与中药药理学

关键词

中药药理学　药理学中药药理作用　中药作用特点　研究方法

内容提要

中药药理学运用现代科学技术与方法，研究中药的药理作用、作用机制及安全性评价。研究内容包括中药药效学、中药药动学及中药毒理学等，目的是阐明中药的药理作用、作用机制及毒性，保证临床用药安全有效，并为中药新药的研发提供药理学和毒理学资料。

 第一节　概　述

一、概念和研究内容

药理学（pharmacology）是研究药物与机体（含病原体）相互作用及其规律和作用机制的一门学科。药理学是基础医学与临床医学、医学与药学之间的桥梁学科。在药理学科学的理论指导下进行临床实践，在实验研究的基础上丰富药理学理论。药物的研究和应用除了要尊重科学规律，还要依照法律、法规和相关指导原则的规定，以保障人们的生命健康。

临床药理学是研究药物与人体相互作用规律的一门学科。它既是药理研究中的最后综合阶段，也是药理学的一个新分支。临床药理学区别于基础药理研究的主要特征是，临床药理学的研究是在人体内进行的。临床药理研究是评价新药的最重要的内容之一。

药理学的研究内容包括药物效应动力学（简称药效学）和药物代谢动力学（简称药动学）。药效学研究药物对机体的作用，包括药物的作用和效应、作用机制及临床应用等。药动学研究药物在机体的作用下所发生的变化及其规律，包括药物在体内的吸收、分布、代谢和排泄过程，特别是血药浓度随时间变化的规律、影响药物疗效的因素等。

中药药理学（pharmacology of traditional Chinese medicine，PTCM）是在中医药理论指导下，运用现代科学技术和方法，研究中药与机体（包括病原体）相互作用及其作用规律的科学。中药的应用形式多种多样，包括药材、饮片、方剂、中成药、组分、成分等，这些都是中药药理学的研究对象。机体主要指人体、动物体、病原体，包括生物体、器官、组织、细胞、分子等不同层次。

中药药理学的研究内容包括中药药效学、中药药动学和中药毒理学。中药药效学是用现代科学的理论和方法，研究中药对机体的作用（包括治疗作用和保健作用）、作用机制及产生作用的物质基础。中药药动学是研究中药及其化学成分在体内的吸收、分布、代谢和排泄过程及其特点。中药毒理学是研究中药对机体的有害效应、机制、安全性评价与危险度评定。

中药药理学不同于西药药理学和天然药物药理学，其本质特征主要体现在三个方面，一是中药药理研究必须与中医药理论紧密结合；二是中药的研究对象和药效物质形式多样；三是中药的药理作用具有多靶点、多环节、多途径、整合调节的特点。

中药药理学是一门实践性很强的学科，既包括中药药性、中药配伍、中药药效、中药药动、中药毒性和代表药、常用配伍、代表方所构建的理论知识体系，又包括中药药理基础实验、专业实验、创新性实验、实训、实践所构成的实践技术体系。

中药药理学是中药学、药学的主干课程，是中医学、中西医结合医学的基础课程，是沟通中西医、联系中西医、跨越医学和药学、衔接基础和临床的桥梁性课程，对中医药学术创新、临床疗效提高和中药产业发展具有重要意义。

二、中药药理学的发展过程

中药药理学是中华民族在长期与疾病作斗争的实践和现代药理研究过程中，不断形成的知识和技术体系，凝聚了中华民族的药学成就，蕴含着丰富的用药经验与中药防病治病的基本原理。其发展经历了中药作用及作用原理探索和中药药理的现代研究与发展两个重要阶段。

（一）中药作用及作用原理探索

历代本草提供了丰富的药物宝库，记述了中药性味、作用、主治，并对中药四气五味、有毒无毒、七情合和等性能功效理论进行了探索。北宋末期（1118 年），宋徽宗赵佶《圣济经》中专门设有"药理篇"，为中医药最早的药理专论。

金元医家不再承袭综合主流本草的学风，改变了以药物品种搜寻、基源考证、方药资料汇集整理为重点的做法，大兴"药物奏效原理探求"之风，以药物形、色、气、味、体为主干，利用气化、运气和阴阳五行学说，建立了一整套法象药理模式，并发挥了归经、升降浮沉和"五脏苦欲补泻"等药物性能的理论，丰富了中药药效原理研究的内容。

我国古代医药学家，不仅对中药功效应用及其作用原理进行了探索，而且出现了实验药理和临床药理的萌芽。明代医药学家李时珍："砒乃大热大毒之药，而砒霜之毒尤烈。鼠雀食之少许即死，猫狗食鼠雀亦死，人服至一钱许亦死。"宋《图经本草》载："欲试上党人参者，当使二人同走，一与人参含之，一不与。度走三五里许，其不含人参者，必大喘；含者气息故。"这些类似于现代的抗疲劳实验。古代中药毒副作用的验证、中药功效的发现与实验有重要意义，其实验思想为现代中药药理研究提供了启发。

（二）中药药理的现代研究与发展

19 世纪中叶，西方医药传入我国，出现了中西两大医学体系的碰撞和渗透。我国老一辈医药学家开始应用现代医药学的理论、技术和方法来研究中药的作用、作用机制及产生作用的物质基础。自此，中药药理的现代研究才逐渐形成并不断发展。

20 世纪初，我国学者袁淑范研究了何首乌浸膏与何首乌蒽醌衍生物对动物肠管运动的影响，认为何首乌的作用成分为何首乌蒽醌衍生物。我国老一辈药学家陈克恢教授发现麻黄有效成分麻黄碱具有类似肾上腺素样作用，其 1924 年发表的研究论文《麻黄有效成分麻黄碱的作用》，在国内外引起了强烈反响和广泛关注，麻黄碱作为拟交感神经药物为多国药典所收载，开启了中药药理现代研究的新纪元。

20 世纪 20—40 年代，国内学者相继对黄连、川芎、柴胡、人参、贝母、当归、延胡索、防己等常用中药进行了化学和药理研究，形成了一种延续至今的中药药理研究思路，即从天然药物中提取其化学成分，筛选研究其药效，再进行相关药理、毒理研究。但受限于客观条件，研究的品种不多，成果有限，仅将临床有一定疗效的中药当成一种植物药来研究，很少联系中医药理论和临床。

20世纪50—60年代，中药药理现代研究进入了新的阶段。主要体现在三个方面：一是围绕现代医学相关系统疾病进行有目的的中药疗效验证，特别在解热、镇痛、抗菌、抗炎、强心、降血压等方面进行了大量药物筛选，在中药对中枢神经系统、呼吸系统、心血管系统作用及抗肿瘤和抗感染作用研究方面取得显著成绩，发现和确定了川芎嗪、丹参酮、小檗碱、青蒿素、葛根素等中药药理活性成分。二是开始建立中医证候动物模型，并结合中医理论和中医临床，研究中药药理作用。三是进行研究总结，编著中药药理专著。对50年代以前中药药理的研究概况进行了总结，为中药药理作用的深入研究奠定了基础。但其分类方法依据当时药理学的分类方法，中药药理学学科尚未形成。

20世纪70—80年代，中药药理学从药理学和中药学中脱颖而出，成为一门学科。表现出三个方面的特征：一是开始重视中医证候、治则治法、中药复方的研究，形成了"以药测方、以方探法、以法说理"，逆向探索中医"理、法、方、药"的辩证思维模式，在活血化瘀、清热解毒、通里攻下等重要治法，以及六味地黄丸、四物汤、银翘散、补中益气汤等常用方剂研究方面取得进展。二是开始应用现代科学技术、药理实验方法，研究中药药性、中药配伍等性能功效理论。三是进行了理论总结，出版了中药药理学专著和教科书。

1985年，王筠默主编了第一版高等医药院校试用教材《中药药理学》，该书坚持以中医药理论为指导，以中药学教材体系为纲，对应介绍主要药性理论和主要功效类别中药的现代药理研究成果。

20世纪末，随着现代科学技术的迅速发展，中药药理学的研究领域不断拓展，中药药理学的研究方法日益先进，中药药理学学科体系进一步完善。在研究领域方面，中药代谢动力学研究和中药安全性评价逐渐受到重视，尤其是与中药药性、功效与主治相互联系的中药药理研究，以及复方配伍规律和复方药效物质基础的研究日益增多。在研究方法方面，中药血清药理学方法的开展、中药药理动物模型的探索、现代分子生物学技术的应用，使中药药理研究水平从整体深入到组织器官、细胞和分子各个层面。高校专业方面，1991年，成都中医药大学、南京中医药大学创建中药药理学专业，首次向全国招收中药药理学科学生，标志着中药药理学学科体系基本形成。

21世纪，国家大力支持中医药的发展与创新，中药药理学作为中医药现代化最活跃的力量，发展迅速。研究内容更加丰富，国家在大力支持现代中药、复方作用原理与物质基础研究的基础上，重点支持中药药性、中药配伍、中药毒性、中药药代和中药量－效关系的研究。研究方法更加多样，一方面，随着科学技术的进步，基因组学、蛋白组学、代谢组学等新技术、新方法，广泛应用于中药药理学研究；另一方面，符合中药药理学研究特点的中药药理病证动物模型方法、中药血清药理方法、中药脑脊液药理方法、中药毒理评价方法等不断涌现。学科分化趋于完善，国家中医药管理局明确将中药药理学作为二级学科，进行重点建设。中药药理学也逐渐分化为中药药效学、中药药动学和中药毒理学等三级学科。

三、中药药理作用的特点

中药药理学是中药现代化发展的基础学科，是中药学在我国发展的一个重要分支学科。中药产生的药理作用是通过使机体原有功能的增强或减弱来提高机体抗病能力，起到防病治病作用。但由于中医药理论与现代医药学是两种不同理论体系，因此中药与西药在内涵与特点上是有区别的。中药既有与西药相同的某些基本作用规律，又有其自身的一些作用特点。

（一）中药药理作用与中药功效的相关性

研究与中药功效相关的药理作用，是中药药理学的基本任务。大量研究结果表明，中药药理作用与中药功效往往一致。如解表药发散表邪、解除表证的功效与该类药抗病原微生物、抗炎、解热、镇痛及提高机体免疫功能等作用有关；祛风湿药祛除风湿、解除痹痛的功效与抗炎、镇痛及抑制免疫功能作用有关；温里药温肾回阳的功效与强心、升压和扩血管作用有关，而其温中散寒的功效与镇痛、抗炎、调节胃肠功能、增强交感 - 肾上腺系统等功能有关。但中药药理作用与中药功效之间还存在差异性。一方面，中药药理研究结果未能证实与某些中药功效相关的药理作用。如传统理论认为大多数辛温解表药具有较强的发汗作用，但除麻黄、桂枝、生姜等被证实具有促进汗腺分泌或扩张血管促进发汗的作用之外，其他解表药尚未被证明有促进汗腺分泌作用。苦参具有利尿功效，但未见与之有关的药理作用报道。另一方面，通过现代研究发现了某些与传统中药功效无明显关系的药理作用。如葛根扩血管、改善心肌血氧供应及改善脑循环等心血管作用，古籍中未有明确的相关记载；五味子的肝脏保护作用、地龙的溶栓作用、枳实的升压作用也未见中医文献记述，其原因是现代中药药理学的研究结果有的来源于成分，有的改变了给药途径，所取得的结果对临床用药有积极的指导意义。

（二）中药作用的双向性

中药双向调节的定义应是指某一中药既可使机体从机能亢进状态向正常转化，也可使机体从机能低下状态向正常转化，因机体所处病理状态之不同而产生截然相反的药理作用，最终使机体达到平衡状态。如人参对中枢神经系统既有兴奋作用又有抑制作用，既有升压作用又有降压作用。人参这种双向作用的产生与所用剂量和不同化学成分有关。一般认为，人参小剂量兴奋中枢，大剂量抑制中枢；人参皂苷 Rg 类兴奋中枢，人参皂苷 Rb 类抑制中枢。当机体处于不同生理或病理状态下，人参表现出不同的作用，起调整平衡的作用。又如枳实对胃肠平滑肌张力的影响也同样表现出既有促进胃肠运动作用又有解除痉挛作用，主要取决于胃肠平滑肌的状态。关于双向调节的机理尚未完全了解，现在普遍认为，中药作用的双向性与中药所含不同化学成分有关，同一种中药所含的拮抗性成分是其产生双向调节作用的物质基础，当作用相反的两种成分同时作用于机体时，机体的反应在很大程度上取决于当时的机能状态。

（三）中药作用的差异性

中药作用的差异性表现在种属差异和个体差异。大多数中药对人和动物的作用基本一致，如动物实验发现黄连有抗心律失常作用，临床用于治疗心律失常也有效；丹参对人和动物抗血栓作用一致等。然而，差异性也同样存在，如人口服茯苓煎剂可出现利尿作用，但家兔和大鼠灌胃均未发现有明显的利尿作用；丹皮酚对动物有降压作用，但对人却未见作用；巴豆对人有腹泻作用，但对小鼠却不致泻。中药作用的个体差异除与年龄、性别、精神状态等因素有关外，还与人的体质有关，如阳盛或阴虚之体慎用温热之剂，阳虚或阴盛之体慎用寒凉之药。至于阳盛阴虚或阳虚阴盛之体的实质尚待研究。

（四）中药量效关系的复杂性

中药药理作用的剂量与药效（量效）关系与化学药物相比其规律性较差，由于方法学等问题，大多数中药尤其是粗制剂的有效剂量的范围往往比较窄，量效关系很难表现，故在评价药效的量效关系时，要根据具体情况。某些中药有效成分作用的量效关系比较明确。

（五）中药时效关系的不明确性

某些中药有效成分或注射剂，通过药代动力学的研究，显示其时效关系。但中药煎剂口服给药作用的潜伏期、峰效时间及生物半衰期等是经常困扰药学人员的问题。在尚无理想的方法揭示中药粗制剂时效关系的情况下，有学者通过中药血清药理研究，提出多数中药煎剂给动物灌胃后 1～2 h 内采血，可能得到血药浓度较高的血清。起效较慢的中药灌胃，每日 2 次，连续给药 2 日，第 3 日给药 1 次，即连续给药 5 次，可基本达到稳态血药浓度。

（六）中药作用的多样性

中药成分的复杂性决定了其作用的多样性，如当归含有藁本内酯、当归酮、月桂烯、阿魏酸、琥珀酸、氨基酸、多糖、维生素、无机元素等，功效为补血活血、调经止痛、润肠通便等，药理作用有促进骨髓造血、抑制血小板聚集、改善血流变、降血脂、抗动脉硬化、抗心肌缺血、抗脑缺血、抗心律失常、保护心肌细胞、扩血管、降血压、增强免疫功能、调节子宫平滑肌等。

第二节　中药药理学的研究方法

一、借鉴药理学的研究方法

（一）实验药理学方法

实验药理学方法包括整体实验和离体实验，是医药学研究的两大途径，两者能够互相补充，从不同角度和深度揭示中药的药理作用。

1. 整体实验法

整体实验法是采用健康的动物进行中药药效和中药代谢动力学研究，观测中药对特定系统或器官的影响。整体动物模型比较真实，能比较全面地反映疾病发生、发展和转归特点。实验多采用哺乳动物，如小鼠、大鼠、豚鼠、犬、家兔等。在某些特殊需要情况下，可采用鱼类或其他水生生物、鸟类、昆虫等。整体实验一般分为急性实验和慢性实验两种，急性实验系指在一次给药后，观察机体在短时间内出现的反应，如一次给药后测量麻醉动物的血压；慢性实验系指多次给药后，观察机体在较长时间内出现的反应，如果蝇等动物寿命实验。整体实验结果与临床的相关性比较密切，是中药药效研究的重要方面。例如对甘草解毒作用的研究，正常 ICR 小鼠分别连续 10 天灌胃给予附子水煎液、附子与甘草（2∶1）配伍的水煎液，观察小鼠行为学、血液学、血生化、心电图指标以及中毒死亡情况，结果显示附子与甘草配伍水煎液能减轻附子中毒所引起的小鼠体重减少及反应迟钝、蜷缩、腹泻等不良反应，降低血尿素氮含量和动物死亡率，提示大剂量单独使用附子确有毒性，但配伍甘草后能解附子之毒。正常 ICR 小鼠预先连续 3 天灌胃给予甘草皂苷，末次给药 1 小时后再一次性大剂量灌胃给予桔梗皂苷，连续观察 7 天，结果显示甘草皂苷可明显降低桔梗皂苷引起的小鼠死亡率，延长小鼠死亡时间，提示预防性灌胃给予甘草皂苷可缓解桔梗皂苷所引起的急性中毒及死亡；正常 SD 大鼠分别连续 6 天灌胃给予关木通醇提液、甘草与关木通（1∶1）醇提液，检测肾功能生化指标及光镜、电镜观察肾脏组织学变化，结果显示关木通与甘草配伍可减少大鼠血清肌酐和尿素氮水平，减轻肾脏病理改变，提示甘草可减轻关木通引起的肾毒性。本章提到的 ICR 小鼠、SD 大鼠、GK 大鼠、Balc 小鼠都是药理实验中常用的动物品系，具体可参考相关图书。

2. 离体实验法

离体实验法即采用正常动物器官、组织、细胞，在人工的环境中进行实验。离体器官如心脏、子宫、肠管、气管、神经等；离体组织如脑组织、肝组织等；离体细胞如脑细胞、心肌细胞、血细胞和胶原细胞等，采用体外培养；细菌采用培养基培养、病毒等病原体采用鸡胚培养。主要用于观察分析中药的作用、作用部位、作用机制等，如研究当归提取物对子宫平滑肌的影响。

整体实验和离体实验都是药理学研究的常用方法，离体实验节省动物、用药量少、可以按照要求严格控制实验条件、有较好的重复性，且实验结果的分析较为容易。但离体实验是离体器官、组织或细胞直接与中药样品接触，由于中药样品多为化学成分复杂的混合物，样品液的理化性质如 pH、电解质等更容易对实验产生直接影响，在实验设计和结果分析时，应充分考虑此类因素的干扰作用。整体实验保持了机体的完整性，包括神经反射、体液调节、内脏功能、机体对中药的代谢等，给药途径可与临床完全相同，特别是整体实验可体现中医药通过整体调节产生药效的优势，并可避免样品成分复杂而干扰离体实验结果的缺陷。

器官实验法是指利用器官灌流技术，将特定的液体通过血管流经某一离体的脏器（肝脏、肾脏、肺、脑等），借此可使离体脏器在一定时间内保持存活状态，与受试药物接触，观察在该脏器出现的效应变化及受试药物在该脏器中的代谢情况。例如，采用离体蟾蜍心脏灌流法研究中药的强心作用，发现川芎可降低离体心脏的收缩力；去除营养液中的钙后，川芎嗪对蟾蜍心脏的收缩力没有明显影响；但在高钙溶液中，由于溶液中的钙浓度增加，细胞外的钙内流过程加强，心肌细胞内肌浆网对钙的释放增加，蟾蜍心脏的收缩力明显增强，再次加入川芎嗪后心脏的收缩力明显降低，提示川芎嗪降低心脏收缩能力的作用机制是抑制细胞外的钙内流。

细胞实验法即细胞培养，细胞模型可从细胞层面研究药物的作用及作用机制，从细胞的生理病理改变的角度体现药物的直接作用。实验细胞多从动物或人的脏器新分离的细胞或经传代培养的细胞如细胞株及细胞系获得。例如，采用地塞米松诱导小鼠 3T3 - L1 脂肪细胞建立体外胰岛素抵抗细胞模型，研究发现复方菊明提取物降低血压的作用机制之一为改善胰岛素抵抗，该作用是通过促进脂肪细胞胰岛素信号传导通路的胰岛素受体底物 1（IRS-1）、葡萄糖转运蛋白（GLU）mRNA 表达增多，提高对葡萄糖的摄取能力而实现。采用过氧化氢（H_2O_2）诱导人脐静脉内皮细胞建立体外内皮细胞损伤细胞模型，结果发现复方菊明提取物降低血压的作用机制之一为保护血管内皮细胞，即通过降低细胞乳酸脱氢酶（LDH）、丙二醛（MDA），升高超氧化物歧化酶（SOD），减少细胞间黏附分子 - 1 mRNA 表达，从而减少细胞氧化损伤，增加内皮细胞生存率，降低凋亡率。

3. 基因实验法

中药成分复杂，作用于机体多环节、多靶点，作用相对不稳定，且量效关系复杂，因而，以往的药理研究很难从整体深入到细胞及蛋白质水平来全面探讨。基因芯片技术的出现为研究者提供了一个从基因层次探讨中药作用机制的契机。现代分子药理学的研究已发现药物作用有其"靶基因"，故可通过比较分析中药作用前后组织、细胞的基因表达谱，在基因水平了解中药的作用靶点及方式、代谢途径。例如，芍药具有抗肿瘤活性的机制可能是促进细胞凋亡，用基因芯片观察发现由芍药诱导的肝细胞凋亡早期，其 BNIP3 基因表达上调，而 ZKl、RAD23B 基因表达下调，可能是其药效在基因层次的作用机制。采用高密度寡聚核苷酸的微阵列对服用银杏叶提取物小鼠皮层及海马组织的基因表达变化进行观察，发现皮层内多种与脑功能相关的基因表达上调，包括微管相关蛋白、钙离子通道及催乳素等，海马内则仅有甲状腺转运蛋白上调，它可能通过对淀粉样蛋白清除而发挥神经保护作用。

（二）实验治疗学方法

中药是用于治疗疾病的，应用正常动物进行中药药理实验，所显示的效应变化不能反映机体的疾病状态改变，因此，需要将正常动物造成类似于人体疾病的病理模型进行药效学研究。实验治疗方法主要是用模型动物整体进行药效研究，辅以模型动物器官、组织、细胞等方法进行药效研究。

动物模型包含自发型和诱发型两大类。前者包括突变系的遗传疾病和近交系的模型，如自发性高血压大鼠、肥胖大鼠、肥胖自发突变小鼠、糖尿病小鼠。后者通过物理、化学和生物等致病因素，人工诱发动物某些组织、器官或全身的损伤，在功能和（或）形态学上出现与人类相应疾病类似表现，如吲哚美辛造成大鼠胃溃疡。实验动物模型可在短时间内大量复制，适应研究需要，但其与自然发生的疾病模型仍然存在一定差异，故在设计制造模型时，应尽可能模拟致病因素，提高与自然发生疾病模型的相似性。

中药药效实验常用的动物模型，如心肌缺血模型、高血压模型、糖尿病模型、高尿酸血症模型等，一般都应用药理学研究的方法制备，并进行整体药效指标观察。例如，高尿酸血症动物模型，可采用 ICR 小鼠连续灌胃给予酵母膏 8 天及末次腹腔注射氧嗪酸钾建立高尿酸血症小鼠模型、SD 大鼠连续饲喂高嘌呤饲料 25 天或连续灌胃给予腺嘌呤和乙胺丁醇 21 天建立高尿酸血症大鼠模型。糖尿病动物模型，可采用 SD 大鼠连续饲喂高脂高糖饲料 4 周后尾静脉注射小剂量链脲佐菌素建立 2 型糖尿病大鼠模型，或直接应用自发性糖尿病动物如 GK 大鼠、Balc 小鼠等。高血压中医证候模型，可采用 SD 大鼠昼夜翻转、居住环境改变、夹角、噪音、束缚等多因素联合造模连续 4 周以上制备肝阳上亢型高血压大鼠模型、SD 大鼠自由饮用浓度梯度为 2%～5% 的酒精或自由进食高脂饲料连续 8 周以上制备痰湿壅盛型高血压动物模型。如研究中药决明子对高血压病的治疗作用，可以采用自发型高血压大鼠模型一次性或多次灌胃给药后，应用无创尾动脉血压测量系统进行给药后血压的监测，从而评价决明子对高血压病的治疗疗效。

（三）临床药理学方法

临床药理学方法是以人体为研究对象，研究中药与人体相互作用的规律，其以药理学和临床医学为基础，阐述中药效应动力学、中药代谢动力学、毒副反应的性质和机制及药物相互作用规律等，可促进医药结合、基础与临床结合，指导临床合理用药，提高临床治疗水平。临床药理学方法分为整体实验和离体实验两类，通常是在通过系统的动物实验（包括药效和毒理实验）取得充分资料后，在正常的受试者或病人身上进行试验，也可以采用正常人或病人的血液、痰液等样本，以及外科手术切除的人体器官如子宫、胃、肺等进行药理研究，以了解中药对人体的作用、作用机制等。其主要观察中药对人体疾病的防治效果、不良反应，也包括药物相互作用及新药的临床评价等，对指导中药的合理应用具有十分重要的意义，也是中药药效研究的重要方法。

二、体现中医药特色的研究方法

某些药物多在病理情况下才产生作用，如五苓散对健康人、正常小鼠、家兔均无利尿作用，但对有水液代谢障碍者有利尿作用。白虎加人参汤能降低血氧嘧啶性糖尿病动物血糖，但对正常动物血糖无影响。因此，要建立与临床一致的病理模型进行药理试验。

（一）临床疾病模型

临床疾病模型分为自发性疾病动物模型和诱发性疾病动物模型。自发性疾病动物模型是指对没有经过任何有意识的人工处理而在自然情况下发生基因突变、染色体畸变的实验动物，通过定向培育而保留下来的疾病模型。诱发性疾病动物模型是指通过使用物理、化学及生物学等方法，造成动物整体、器官或组织发生一定程度的损害，得到某些类似于人类疾病的动物模型。

（二）中医证候模型研究法

中药须在中医理论指导下进行辨证论治，其疗效指标还包括重要的证候指标，证候疗效是中药的重要特点之一。制备中医"证"的病理模型，对中药药效筛选和中医理论研究具有更重要意义。如目前已制备的"血瘀""血虚""气虚""脾虚""肾虚""阴虚""阳虚"等的动物模型。建立"证"的动物模型，首先应深入了解中医证候的病因病机和现代生理生化变化，采用适当的方法制备模型，建立中医相应证候指标和现代疾病指标，证候指标尽可能用现代科学方法进行量化。如高血压肝阳上亢证模型证候指标，肝阳上亢证的常见中医证候为面部烘热、急躁易怒、心悸失眠，伴有腰膝酸软、头重脚轻、脉弦或弦细数等，药效指标选用模型动物的面部温度、抓力、自主活动、眩晕时间、一般行为等，用以分别表述"面部烘热""腰膝酸软""躁动不安""眩晕""狂躁易怒"等中医证候。中药对某些疾病或疾病的某个阶段有独特疗效，针对中药特点，充分应用中医证候模型，开展整体实验，是中药药效研究的重点之一。

（三）病证结合模型

参考中医的发病学说和西医的致病原理复制动物模型。例如，用饮食不节、劳倦过度等因素造成大白鼠脾虚证模型，在此基础上加用氯化铝复制的 Alzheimer 型痴呆疾病模型。又如将家兔在禁水禁食 18 h 后，以呋塞米二度利尿脱水，造成"阴津亏虚"状态，然后注射大肠杆菌内毒素以致"热盛"，从而完成温病阴虚热盛模型的制作。再如，采用中剂量链脲佐菌素腹腔内注射及肥甘饮食持续喂养 10 周的方法，复制实验性糖尿病大鼠模型（消渴）等。以上均为比较成功的病证结合模型制作方法。

（四）中药血清药理学方法

中药是一个含有多种成分的复合体，一般多使用粗制剂，经口服用，经过吸收、分布、代谢而发挥作用。针对这样的实际状况，日本学者于 1984 年提出"中药血清药理学"方法。它是指将中药或中药复方经口给动物灌服一定时间后，采集动物血液、分离血清，用此含有药物成分的血清进行体外实验，与用中药粗制剂直接进行的体外实验相比，既保持了体外实验条件可控性强、药物效应易于检测、可深入揭示药物作用机理的优点，又能够防止中药粗制剂本身的理化性质对实验的干扰，反映中药在胃肠道消化吸收、再经生物转化、最后产生药理效应的真实过程，并代表了药物在体内产生作用的真正有效成分。目前中药血清药理学方法在中药药理实验研究中得到了推广应用。

该方法于灌胃给药后不同时间采取的血清，其体外药理实验的效应及其变化，可以反映机体真实的血药浓度及其变化，成为对许多成分不明或复方中药制剂药动学进行研究的一种新方法。另外，采用中药血清药理学方法进行药效学研究的同时，分析测定血清中药物成分的含量，具有极强的针对性，使中药药效与中药成分的研究更能协调一致。

但同时该方法也存在一定的缺陷。例如血清中的药物浓度往往不是随着给药剂量的增加而增加，导致血清中的含药量往往不能达到药物的临床最大给药量。在采血时间及所得血清是否灭活方面也存在较大的争议，采血时间过短达不到所需要药物浓度，过长则可能是机体经过反应后的某些酶或因子起作用。

三、创新中药的药理研究方法

（一）针对功能主治的主要药效研究

在创新中药研究中，针对临床疗效较好的中药，如名老中医经方、院内制剂而研制的创新中药，实验设计时应考虑中药特点，在中医药理论指导下，针对功能主治，首先选择相应的药效实验方法，开展与功能直接相关的主要药效学研究。例如，研究当归提取物治疗阴虚阳亢兼血瘀型高血压，首先选择自发性高血压大鼠开展急性和长期抗高血压实验，观察一次用药和多次用药前后大鼠血压的变化，结果表明两种给药时间均能明显降低大鼠血压，一次用药后 1 h 血压已有下降，用药后 2 h 降血压作用最强，维持时间约为 6 h，证明当归提取物具有显著的降血压作用。

（二）与功能主治相关的药效研究

中药具有多方面的药效或通过多种方式发挥作用的特点，除了开展与疗效直接相关的药效研究外，还需开展一些其他与疗效相关的药效研究。例如，对当归提取物开展降血压实验研究后，采用实验性高脂血症模型动物与高黏血症模型动物，延伸性地观察其在降血压之外的新的药理作用，研究发现当归提取物能明显降低高脂血症模型动物的血清总胆固醇和低密度脂蛋白胆固醇，相对升高高密度脂蛋白胆固醇，有降低高黏血症模型动物的血黏度、加快微循环血流及利尿等作用；进一步的人体实验结果表明，当归提取物对免疫功能和血黏度具有双向调节作用，既对免疫功能和血黏度低下者有升高作用，又对免疫功能和血黏度偏高者有降低作用。这些新的药理作用有利于治疗高血压和高血压心脏病等并发症。

（三）基于多指标—拆方的整体药效筛选

采用整体动物模型进行中药筛选，是目前较公认、常用的研究方法，从整体水平直接反映中药药效，对预测中药新药的开发前景和临床应用有重要指导意义。整体药效筛选实验内容的选择应根据研究目的和供试品特点，选择合适的疾病模型或证候模型动物，用证候和疾病两类指标进行评价；按照随机对照原则，设立正常对照、模型对照和阳性对照组，阳性对照组应选择与受试药功能相同或类似的合法药物；受试药应设不同剂量组，在一定剂量范围内评价其药效。例如，筛选平肝潜阳的抗高血压中药，应选用肝阳上亢高血压模型，除中医证候指标和高血压指标，还可考虑增加高血压相关疾病指标如血脂、血黏度等指标进行综合评价、筛选。又如，对羚角降血压方进行拆方研究以筛选最佳配方，采用 SD 大鼠，随机分为正常对照组、模型对照组、羚羊角—夏枯草—槲寄生组、羚羊角—夏枯草—黄芩组、夏枯草—黄芩组、羚羊角—夏枯草组。采用复方附子汤，并饮用 1% 盐水造成肝阳上亢高血压模型，通过 6 个不同配比的羚角降血压组方。药效比较实验结果表明，羚羊角与夏枯草两味中药合用可改善肝阳上亢证大鼠的中医证候，降低收缩压，是治疗高血压肝阳上亢证的最佳精简处方。

（四）基于量效关系的整体药效筛选

在中药药效筛选研究中，不同给药组一般只设单一剂量给药，以确定实验样品的有效性，但该结果并不能直接反映不同中药的作用强弱。对不同中药的作用强度进行比较，应将进行比较的受试药分别设三个以上剂量组，根据实验结果绘制量效曲线，以药物效应为纵坐标、药物的剂量或浓度为横坐标的量–效曲线来评价不同中药的作用强度。

（五）基于网络药理学的中药药效研究

近年来，国际上在新药研发过程中，虽然引入了许多新技术、新方法和新策略，但新药发现的数量并没有因此明显增加，反而呈下降趋势；且新药研发后期的失败率也不断升高。其最根本的原因可能不是技术、环境、科学问题，而是指导研究人员进行新药发现的思路问题。在过去的十多年中，新药研发后期失败率增高与疾病相关单靶点高选择性药物设计的主导思想有关。这种药物设计思想是基于"一个基因，一种药物，一种疾病"的指导思想。在此指导思想下，药物与疾病的关系为"钥锁关系"，即一把钥匙开一把锁，而药物疗效也不理想。

网络药理学是从药物靶点与疾病间相互作用的整体性和系统性出发，是一种对药物多个靶点、多个途径形成的相互协同和制约的研究策略，采用复杂网络模型表达和分析研究药物的药理学性质，目的是提高药物的临床疗效、降低其毒副作用。网络药理学是基于系统生物学和网络分析（分析网络的拓扑结构、节点的连通性、冗余与多向性）、结合组合化学与网络搜索的运算法则和方法来预测药物的生物学性质。

（六）基于高通量筛选的中药药效研究

高通量筛选技术是指以分子水平和细胞水平的实验方法为基础，以微板形式作为实验工具载体，以自动化操作系统执行试验过程，以灵敏快速的检测仪器采集实验结果数据，以计算机分析、处理实验数据，在同一时间检测数以千万的样品，并以得到的相应数据库支持运转的技术体系，它具有微量、快速、灵敏和准确等特点，是新药发现技术和方法的一大进步。高通量筛选可以大规模地对中药有效成分进行活性筛选，更广泛地研究和认识中药成分，在分子水平和细胞水平认识中药的作用和作用机制，对中药资源进行大规模筛选，给开发创新中药打开了便利之门。

目前，高通量筛选已应用于中药化学成分研究、中药有效部位的研究、药材鉴别、炮制前后的成分及药效变化研究、中药作用机制研究和中药复方研究等方面，并表现出一定的特色。高通量药物筛选技术为中药活性和活性成分等的快速研究提供了新的有效方法。但由于高通量药物筛选主要适用于化学成分，且又主要是在离体状态下的细胞或酶分子上进行，与中药的复合成分在整体状态下产生作用有较大差距，因此，应用高通量药物筛选技术研发中药新药的优势，尚需要在实践中继续探索。

（七）基于细胞膜色谱的中药药效研究

细胞膜色谱（cell membrane chromatoqraphy，CMC）法是一种将活性组织细胞膜固定在特定载体表面，制备成细胞膜固定相，用液相色谱的方法研究药物与固定相上细胞膜及膜受体的相互作用，将高效液相色谱法、细胞生物学与受体药理学相结合的新型亲和色谱技术。细胞膜色谱法已成功应用于天然药物中活性成分的筛选。可将中药或中药复方中的效应物质进行分离，使活性成分的分离和筛选结合在一起，避免了成分分离和药效筛选脱节的弊端。

（八）中药毒性研究

中药有一定的毒性。中药毒理学是研究中药对生物体的有害效应、机制、安全性评价与危险度评定的科学，也是研究有毒中药与机体相互关系的科学。中药毒理研究的主要内容包括急性毒性、长期毒性、一般药理学实验、"三致"（致突变、致畸、致癌）作用、局部毒性、免疫毒性、依赖性等毒理实验，以及毒性作用机制和毒性评价分析与管理。通过毒理研究，可为临床研究和安全用药提供信息。1999 年，国家药品监督管理局出台了《中药新药药理毒理研究的技术要求》，2005 年又发布了《中药、天然药物研究技术指导原则》，使中药毒理研究逐步规范。

常用的中药急性毒性试验方法主要包括半数致死量（LD_{50}）法、最大耐受量法和最大给药量法。中药长期毒性研究动物实验方法主要有口服给药长期毒性试验、注射给药长期毒性试验和皮肤外用药长期毒性试验等。中药局部毒性试验主要包括刺激性试验、溶血性试验、过敏性试验、光敏性试验等。中药一般药理学实验主要是观察药物对中枢神经、心血管和呼吸系统的影响，此外，可以根据研究发现和药物的特点进行后续实验，如药物对消化系统、泌尿系统等的影响。中药特殊毒性试验是指进行受试药物的致突变、致畸、致癌试验，目的主要是证实受试药物有无"三致"作用，为临床使用提供参考信息，降低临床风险。

［附］研究实例——麻黄的药理学研究

本品为麻黄科植物草麻黄、中麻黄或木贼麻黄的干燥草质茎。麻黄主要含生物碱类、挥发油、黄酮、多糖等化学成分。其中，生物碱主要有麻黄碱（左旋麻黄碱）、右旋伪麻黄碱、左旋去甲基麻黄碱、右旋去甲基伪麻黄碱等，麻黄碱占生物碱总量的80%～85%；挥发油主要包括左旋－α－松油醇、β－松油醇和2，3，5，6－四甲基吡嗪等；尚含有鞣质和杂环化合物等。

麻黄味辛，微苦，性温，归肺、膀胱经。具有发汗解表，宣肺平喘，利水消肿的功效。主治风寒感冒、胸闷喘咳、风水浮肿等。

【药理作用】

1. 与功效相关的主要药理作用

（1）发汗。麻黄发汗作用明显，但不同炮制品、不同提取部位、不同活性部位发汗作用强度不同。生品麻黄、蜜炙麻黄、清炒麻黄，发汗作用依次递减。麻黄的不同提取部位，其发汗作用强弱依次为挥发油、醇提部位、水提部位、生物碱部位，其中挥发油和醇提部位有显著的发汗作用。麻黄的挥发油、麻黄碱、L－甲基麻黄碱发汗作用较强。麻黄发汗作用在高温状态下增强，高温环境下人服用麻黄碱，其出汗量和出汗速度均大于非高温环境下的服药者，说明"温服""温覆"可增强其发汗作用。动物在麻醉状态下，麻黄的发汗作用减弱，提示其与中枢神经系统机能状态有关。麻黄的发汗作用与多个环节的协调紧密相关，如通过影响下丘脑体温调节中枢，引起体温调定点下移，启动散热过程，引起汗腺分泌、促进发汗；兴奋中枢的有关部位和外周α受体及阻碍了汗腺导管对钠离子的重吸收，导致汗液分泌增加而发汗等。

（2）平喘。麻黄、麻黄超细微粉、麻黄挥发油、麻黄碱和伪麻黄碱等均有良好的平喘作用。不同炮制方法制作的麻黄平喘作用由强至弱依次为蜜炙麻黄、生品麻黄和清炒麻黄；蜜炙麻黄不同提取部位的平喘作用强弱依次为生物碱部位、挥发油部位、醇提部位、水提部位，其中生物碱和挥发油有显著平喘作用。将三种麻黄的生物碱和挥发油部位的平喘作用进行平行比较，发现蜜炙麻黄的生物碱和挥发油部位的平喘作用均优于生品和清炒麻黄的相同部位，各样品生物碱部位平喘作用优于挥发油部位，总生物碱的药效强于麻黄碱。麻黄平喘作用的主要成分为L－麻黄碱。与肾上腺素相比，其平喘特点是起效较慢、作用温和、维持时间长、口服有效。麻黄碱、伪麻黄碱反复或交叉使用容易产生快速耐受性。

（3）利尿。麻黄水煎液具有一定的利尿作用，以d－伪麻黄碱的作用最明显。给麻醉犬静脉注射d－伪麻黄碱0.5～1.0 mg，其尿量可增加，作用可持续30～60 min。利尿作用机制与扩张肾血管、增加肾血流、增加肾小球滤过率、阻碍肾小管对钠离子的重吸收，以及通过β受体松弛膀胱体部、通过α受体收缩尿道近端有关。

（4）抗病原微生物。麻黄生物碱对金黄色葡萄球菌有抑制作用，随生物碱液浓度的增加，细菌的生长速率常数呈线性降低。麻黄挥发油对流感嗜血杆菌、甲型链球菌、肺炎双球菌、奈瑟双球菌、枯草杆菌、大肠杆菌、白色念珠菌等有不同程度的抑菌作用，且随药物浓度增高而作用增强；对亚洲甲型流感病毒亦有抑制作用。

（5）解热、抗炎、镇痛。麻黄水煎液、麻黄挥发油对发热家兔有显著的解热作用。麻黄水煎液、麻黄醇提取物均有明显的抗炎作用，其中，伪麻黄碱作用较强。麻黄有一定镇痛作用，主要活性部位为麻黄挥发油。

（6）镇咳、祛痰。麻黄水煎液、麻黄醇提取物、麻黄总生物碱、麻黄碱均具有镇咳作用。麻黄挥发油具有祛痰作用。

2. 其他药理作用

（1）中枢兴奋。麻黄碱脂溶性高，易通过血脑屏障，治疗剂量麻黄碱能兴奋大脑皮质和皮质下中枢，引起精神兴奋、失眠等症状，能缩短巴比妥类催眠药作用时间；亦能兴奋中脑、延脑呼吸中枢和血管运动中枢。伪麻黄碱也有中枢兴奋作用，能拮抗戊巴比妥钠的催眠作用，还可引起小鼠大脑皮层脑电波频率增大。

（2）强心、升血压。麻黄碱具有拟肾上腺素样作用，可兴奋心肌和血管平滑肌受体而呈现正性肌力、正性频率作用，并能使血管收缩，增加外周阻力而使血压升高；其升压特点是作用缓慢、温和、持久、反复应用易产生快速耐受性。

【体内过程】

麻黄碱与伪麻黄碱吸收快，均能迅速分布到肺、肾脏，能透过血脑屏障，在脑组织中大量分布，这与兴奋中枢作用有关。麻醉犬十二指肠给予麻黄总碱及其相当量的水提取物，麻黄碱分别于 $5 \sim 40$ min 和 $30 \sim 60$ min 出现吸收峰，两峰的最高值大致相等，前者在给药 2 h 后与静脉血药浓度相等。

【临床应用】

（1）感冒。以麻黄为主的复方制剂常用于治疗现代医学的普通感冒、流行性感冒等。

（2）支气管哮喘。以麻黄为主的制剂常用于治疗现代医学的肺炎、支气管炎、哮喘等。

（3）肾炎水肿。以麻黄为主的复方常用于治疗现代医学的急性肾炎初期的浮肿。

（4）关节疼痛。以麻黄为主的复方制剂用于治疗现代医学的风湿性关节炎、类风湿性关节炎、坐骨神经痛等。

（5）鼻塞。麻黄碱溶液滴鼻可以减轻鼻黏膜水肿，用于治疗鼻炎黏膜充血引起的鼻塞。

此外，麻黄对低血压、老年性皮肤瘙痒、小儿遗尿、阳痿等也具有一定疗效。

【不良反应】

人服用过量的麻黄碱（治疗量的 $5 \sim 10$ 倍）可引起中毒，出现头晕、躁动、血压升高、排尿困难等，甚至心肌梗死。

思考题

（1）何为药理学、中药药理学？

（2）中药药理学研究内容有哪些？

（3）简述中药药理作用的特点。

（4）中药药理学的本质特征有哪些？

（5）简述麻黄的主要药理作用。

参考文献

[1] 彭成. 中药药理学 [M]. 4 版. 北京：中国中医药出版社，2016.

[2] 张大方，金若敏. 药理与中药药理实验教程 [M]. 3 版. 北京：上海科学技术出版社，2013.

[3] 国家药典委员会. 中华人民共和国药典2020年版（一部）[M]. 北京：中国医药科技出版社，2020.

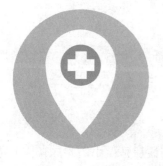

第六章 | 中药炮制学

中药学导论

中药炮制学　中药饮片　炮制方法　炮制作用　饮片质量

内容提要

中药炮制是一种制药技术，将中药材加工为合格的中药饮片，供临床使用，使药物的性味适应辨证施治、灵活用药的需要。中药炮制学的研究内容包括这门技术相关的理论、工艺、饮片规格、质量标准、历史沿革及其发展方向等，目的就是提高中药饮片质量，保证临床用药的安全有效。中药炮制学在中药的生产和使用中具有重要的作用。

 第一节　概　述

一、中药炮制的含义

中药有中药材、中药饮片、中成药三种商品形式。中药饮片是供中医临床调剂及中成药生产的配方原料，是中医用药的主要形式。中药材需要经过各种不同的方法加工处理，制成中药饮片后才能供临床使用或配制成药。中药炮制（Chinese materia medica processing）是按照中医药理论，根据药材自身性质，以及调剂、制剂和临床应用的需要，所采取的一项独特的制药技术，是制备中药饮片的一项传统制药技术。

"炮制"在历代文献中也被称为"炮炙""修治""修事"等。古文中，"炮""炙"均是与火有关的加工处理方法，反映了古代的制药情况。"修"主要是指对药物进行整理、清洁、切削等加工过程。经过多年的发展，药物的加工处理方法已经大大改进，现在通常用"炮制"一词表示各种广泛的加工处理方法。

中药必须经过炮制才能入药，是中医用药的一个特点，也是中医药学的一大特色。中药炮制方法是根据中药传统理论而制定的，中药炮制不仅实践内容丰富，而且有它的科学依据，药材炮制方法是否合理，直接影响着药品质量的优劣。中药炮制学（science of Chinese materia medica processing）就是专门研究中药炮制的理论、操作技术、规格、质量标准、历史沿革及其发展等内容的一门学科。中药炮制学是中医药学的重要组成部分，其任务是在继承中药传统炮制技术和理论的同时，应用现代科学技术对其进行研究、整理，逐步搞清炮制原理，改进炮制工艺，制订质量标准，提高饮片质量，提高中医临床治疗效果。

二、中药炮制的发展概况

中药炮制起源于原始社会，在发现和认识药物的过程中，为了方便服用，对药物进行如洗、劈、锉等简单的加工；随着火的使用、陶器等器皿的发展及酒、醋、蜜等辅料的运用为药物的加工提供了进一步发展的条件，除了将药物炮生为熟，一些药物加工过程还采用了更为复杂的炮制方法。这些方法是前人在长期生产、生活实践中总结出来的，并随着历史的发展，不断地总结、发展。

马王堆汉墓出土的《五十二病方》是我国现存最早的医方书，记载了净制、切制、水

88

制、火制及水火共制等内容，有切、削、舂、捣、浸渍、燔、炮、煅、熬、炒、炙、煮等多种炮制方法，并有酒渍、醋渍、药汁渍、酒煮、醋煮等应用辅料的制药方法。我国现存最早的医书《黄帝内经》中也有涉及药物炮制的记载，如半夏秫米汤中应用的"治半夏"即是经过加工的半夏，"燔制左角发"即血余炭。我国第一部药学专著《神农本草经》在序录中提到"若有毒宜制，可用相畏相杀者"，说明对有毒药物可采用与其相拮抗的药物同制来抑制其毒性。东汉名医张仲景在《金匮玉函经》"证治总例"中提出药物"有须烧炼炮炙，生熟有定……又或须皮去肉，或去皮须肉，或须根去茎，又须花须实，依方拣采，治削，极令净洁"的论述。《伤寒杂病论》中，所用方剂大多数注明了炮制方法，如麻黄去节、杏仁去皮、附子炮、大黄酒浸等。南北朝刘宋时代的医药学家雷敩总结前人的炮制经验撰写了《雷公炮炙论》，记述了药物的各种炮制方法，包括净制、切制、干燥、水火共制及辅料制等内容，尤其是各种辅料得以广泛应用于炮制药物，对炮制作用也做了较多介绍，为我国医药史上的第一部炮制专著，对后世中药炮制的发展有较大的影响。唐代的《新修本草》，宋代的《证类本草》、《太平惠民和剂局方》等收载的炮制方法也很多，大多数方法至今仍然沿用。

金、元、明时期，许多名医流派都非常重视药物炮制前后的应用及炮制辅料对药物的作用，经过发展、整理，逐渐形成了传统的炮制理论。比较重要的医药著作有明代陈嘉谟撰写的《本草蒙荃》，指出："凡药制造，贵在适中，不及则功效难求，太过则气味反失……酒制升提，姜制发散。入盐走肾脏，仍使软坚；用醋注肝经，且资住痛……"这些炮制理论，特别是辅料的作用理论，至今仍沿用。明代李时珍所著的《本草纲目》是我国古代的大型药学著作，载药1 892种，其中有330种药有"修治"专目，在综述了前人炮制经验的同时，还有作者本人的炮制经验和见解。明代缪希雍的《炮炙大法》是我国医药史上第二部炮制专著，将前人的炮制方法归纳为"炮、爁、煿、炙、煨、炒、煅、炼、制、度、飞、伏、镑、搬、曝、曝、露"等17种，称为"雷公炮炙十七法"，并收载了439种药物的炮制方法。

清代，在炮制理论的影响下，将一些炮制技术扩大应用，增加了中药的炮制品种。张仲岩的《修事指南》为我国第三部炮制专著，收录药物232种，较系统地叙述了各种炮制方法，在前人的基础上做了进一步的整理和归纳，指出"炮制不明，药性不确，则汤方无准而病症无验也"。在炮制理论方面，提出"吴茱萸汁制抑苦寒而扶胃气，猪胆汁制泻胆火而达木郁……煅者去坚性，煨者去燥性，炙者取中和之性，炒者取芳香之性"。

现代的炮制方法基本上沿用明清时期的方法，但由于遵循的派别不同、经验不同，各地的方法不太统一。中华人民共和国成立以后，经过收集、整理炮制经验，制定出版了各省市的《中药炮制规范》，编写的编写了全国性的《全国中药炮制规范》，《中国药典》收载了炮制内容并制定了"中药炮制通则"，也出版了一些炮制专著。药典与炮制规范等成为炮制工作的依据。中药炮制的生产技术、设备，以及科研、教学等都得到了巨大发展。全国各地建立了许多饮片厂，生产规模和条件不断地得以扩大和提高，从手工操作向机械化、自动化、规范化发展，大大提高了饮片生产的质量和产量。在传统炮制经验的基础上，运用现代科学技术摸清炮制的原理改进工艺和设备，使中药炮制的理论和技术得以逐步提高。

三、中药炮制的目的与意义

中药的来源有植物、动物、矿物，有的含杂质，有的含有毒成分，有的质地坚硬，难以直接使用，因此，大部分药物在使用之前，需要经过炮制，根据疾病治疗的需要，按照不同的药物性质，采取适宜的方法，使得药物能适应医疗的需要。中药炮制的目的与意义通常归纳为以下几个方面。

（一）洁净药物

药材在采收时常混有一些杂质，如植物来源的中药材，其地下的根茎部分，多黏附泥沙；地面上的枝、叶、花、果，多附有灰尘或夹有杂质；有些药材还混入非药用部位，或一些霉烂、虫蛀等变质品。通过炮制加工，如净选、清洗、水飞、提净、升华制霜等方法，除去泥土、灰尘、杂质及非药用部分，可提高药物的净度，便于使用，保障用药安全有效，确保用药质量。

（二）便于调剂和制剂

药材经过切制加工，便于分剂量和调配处方，利于有效成分煎煮溶出，并利于进一步的加工；质地坚硬的矿物类药材及介壳类药材经过煅烧，便于粉碎入药，易煎出有效成分；有腥臭气味的动物类药材和一些具有特殊臭味的药物，常难以口服，使人产生恶心、呕吐、心烦等不良反应，通过漂洗、炒、炙、加辅料蒸等炮制加工，矫臭矫味，使病人容易接受，便于服用，如酒炙乌梢蛇、麸炒僵蚕等。

（三）改变或缓和药物的性味

中药的四性有寒、热、温、凉，五味有辛、酸、苦、甘、咸。药物的性、味是根据药物作用于机体所产生的反应以及味觉的辨识而归纳的，与其功能是相关的，性味偏盛的药物，应用时常有一些副作用。如太寒伤阳，太热伤阴，过辛损津耗气，过酸损齿伤筋，太苦伤胃耗液，太甘生湿助满，太咸助痰湿。炮制对药物的性味进行调整，对药物的功能也有影响。某些药物经加热后炮生为熟，性味功能会发生改变。例如，生地黄味甘性寒，清热凉血，经过蒸制成熟地黄后，药性由寒转温，味由苦转甜，成了甘温补血的药物。有些药物作用峻烈，经过炮制可以缓和药性，免伤正气。例如，葶苈子、川楝子等炒后缓和药性；补骨脂、益智仁等药物生品辛温而燥，容易伤阴，经过盐炙后，可缓和其辛燥之性；大黄、黄连等药物经酒炙能缓和其苦寒之性。

（四）增强药物的疗效

药物经过炮制，所含的有效成分易于溶出和吸收，从而增强疗效。例如，经过切制加工，增加药物与浸出溶剂的接触面积，有助于成分溶出；种子类药物经过炒制，种皮爆裂，利于成分煎煮溶出，从而增强疗效，因此种子类药物的传统炮制方法中有"逢子必炒"的说法。一些药物加入辅料炮制，因辅料的协同作用而增强疗效。例如，蜂蜜甘缓益脾、润肺止咳，百部、款冬花、紫菀等化痰止咳类药通过蜜炙，增强药物的润肺止咳作用；延胡索通过醋炙，增强止痛的功效。

（五）改变或增强药物作用的趋向或部位

药物作用的趋向即指药物"升降浮沉"的性能。疾病在病机和证候趋势上常表现为"向上"如咳嗽、气喘、吐血等，"向下"如泻痢、崩漏、遗尿等，利用药物升降沉浮的作用趋向于纠正机体功能的失调。中药的作用部位即中药的归经。炮制可以引药入经及改变作用部位或趋向。一种药物往往归入数经，通过炮制进行适当调整，使其作用专一，而增强某一方面的疗效。在炮制实践中，有一些规律性的认识，如"生升熟降""酒制升提""盐制入肾"等。一般来说，用液体辅料炮制，经酒、姜汁炙，能升浮；经醋、盐炙能沉降，引药下行，而且醋炙能入肝，盐炙能入肾。例如，大黄苦寒，作用趋向沉降，经酒制后，借酒的升提作用，引药上行，能清上焦实热，治疗上焦实热引起的牙痛等症。又如，柴胡归肝、胆、肺经，经醋制后，作用专于肝经，增强疏肝止痛的作用。再如，益智归脾、肾经，具有温脾止泻、固精缩尿的功效，经盐炙后主要入肾经，专用于固精缩尿。

（六）降低或消除药物的毒性或副作用

有的药物虽有较好的疗效，但因毒性或副作用太大，临床应用不安全，须通过炮制降低其毒性或副作用。历代对有毒药物的炮制加工都很重视，积累了不少炮制解毒的经验，有一些较好的除毒方法和炮制作用的论述。《黄帝内经》中记载的"治半夏"即为经过炮制降低了毒性的半夏。又如，草乌、川乌生用有大毒，口尝有麻辣味，多作外用，经过浸泡、蒸、煮等法炮制后，消除了麻辣味，其毒性成分双酯型乌头碱最终水解为亲水性氨基醇类乌头原碱，毒性为双酯型乌头碱的 $1/2\,000 \sim 1/4\,000$，可以内服。此外，苍耳子炒黄、大戟醋煮、斑蝥米炒、巴豆去油制霜等，都能大大地降低药物毒性。

炮制也可除去或降低药物的副作用。例如，常山用酒炒可消除涌吐的副作用。柏子仁具有养心安神、润肠通便等作用，如果用于养心安神则需避免服后产生滑肠致泻的作用，通过炮制去油制霜后可消除滑肠致泻的副作用。苍术、枳壳等中药生品辛燥性强，经过麸炒炮制后，可以除去部分辛燥成分（挥发油），降低副作用、刺激性。

（七）利于贮藏保管和保存药效

药物在加工炮制过程中经过干燥处理，可使药物含水量降低，避免霉烂变质，利于贮存。某些昆虫类、动物类药物经过加热处理，能杀死虫卵，防止孵化，便于贮存，如桑螵蛸。某些含苷类成分的药物如牛蒡子、黄芩、苦杏仁等经加热处理能破坏其中与苷类成分共存的酶的活性，避免有效成分被酶解损失，以利于贮藏、保存药效。

（八）产生新的药物，扩大用药品种

有些物质经过炮制，可以产生新的药物，扩大用药品种。例如，头发、棕榈，生品不能药用，经扣锅煅制成炭后，均产生了止血作用，成为中药血余炭、棕榈炭。又如，稻谷、大麦等经过发芽成为中药谷芽、麦芽，其淀粉、蛋白质分解成单糖和氨基酸，具有消食健脾的功效。还有西瓜霜、六神曲等药物的制作，扩大了用药品种。

综上，炮制的目的主要是通过炮制加工提高疗效、降低毒副作用、扩大应用范围，以适应医疗的需要，使药物临床应用安全有效。一种药物可以有不同的炮制方法，一种炮制方法也可能会达到几个方面的目的。例如，山楂有生用饮片、炒黄、炒焦及炒炭等四种炮制方法，其炮制品有的侧重于消食健胃、有的侧重于消积导滞，应用有所不同，可根据不同的临床需要选用。又如，乳香经过醋炙，可缓和其刺激性、矫臭矫味，利于服用，还能增强活血止痛、收敛生肌的功效。

第二节 炮制对药物的影响

一、炮制对药性的影响

按照传统中医药理论，药物的性能发生了改变，其作用则有所不同。在长期与疾病作斗争的过程中，我国人民积累了丰富的炮制经验，经过对炮制前后药效作用改变、药物性味的改变进行归纳总结，逐渐形成了相应的理论体系。炮制对药物性能的影响主要表现在如下方面。

（一）炮制对四气五味的影响

炮制通过加热、加入辅料等方法，对药物的气味产生影响，从而对药物的功能发生影响。某些药物的性味功能由于加热而改变，如生地黄经过蒸制成熟地黄，药性由寒转温，功能由清转补，成为炮制理论中"生泻熟补"的一个代表药物，类似的情况还有何首乌。药味发生改变的，还如生川乌，其性温有毒，口尝有麻辣味，多供外用，经过煮制后消除了麻辣味，减低了毒性，可供内服，是炮制"生毒熟减"的体现。某些药物由于与辅料的性能具有协同作用而增强疗效，或因加入具有拮抗作用的辅料炮制而缓和偏性或改变性能。例如，醋味酸能收，用醋蒸五味子可增强其收敛作用；蜂蜜味甘性缓，蜜炙麻黄可缓和其辛温发汗作用；胆汁味苦性寒，能制天南星，消除其毒性，使天南星苦辛温燥的性味变为苦凉，增加了清热的作用。

（二）炮制对升降浮沉的影响

在炮制过程中，常通过辅料性味的作用，改变或增强药物原来的作用趋向。《本草蒙筌》中的"酒制升提，姜制发散"，《本草纲目》中的"升者引之以咸寒，则沉而直达下焦，沉者引之以酒，则浮而上至颠顶"都是属于辅料的作用理论。例如，黄柏清下焦湿热，采用甘辛大热具有升提作用的酒进行炙炒，便产生了清降头部虚火的作用；黄芩能走上焦，用酒炒制，增强了上行清热的作用；川楝子能走下焦，用盐炒制，增强了下行疗疝的作用。

（三）炮制对药物归经的影响

某些药物用归经相同的辅料进行炮制，可以增强药物在一定的脏腑经络的疗效。《本草蒙筌》中"入盐走肾脏，仍使软坚；用醋注肝经，且资住痛"也体现出不同的辅料对脏腑经络的选择作用。例如，枇杷叶蜜炙，可增强润肺止咳的作用；补骨脂盐炙，可增强补肾作用；柴胡醋炙，可增强入肝经疏肝止痛的作用。

（四）炮制对药物毒性的影响

药物经采用净制去杂、水泡漂、水飞、加热、加辅料处理、去油制霜等方法进行炮制，可以达到去毒的目的，保证药物的安全。如蕲蛇去头，半夏用白矾液浸泡，朱砂、雄黄水飞，川乌、草乌蒸或煮制，甘遂、芫花醋炙，巴豆制霜等，均可去毒。

炮制对药物四气五味、升降浮沉、归经及毒性等药性的影响，与中医药理论一脉相承，指导着炮制的实践工作，也是与炮制目的和意义相符合的。随着现代科学技术的发展，药物的基础研究如化学成分、药理作用等进一步深入，使得探究炮制机理的工作也得到了广泛的开展。

二、炮制对药物化学成分的影响

中药含有多种化学成分，如生物碱类、苷类、黄酮类、多糖、挥发油、树脂、有机酸、油脂、无机盐等，物质基础决定了其理化性质、药理作用。在对药物进行炮制的过程中，采用的不同方法如洗漂等水处理，蒸煮、煅烧等加热处理，加辅料处理等，对药物的成分会产生一定的影响，带来有些药物成分溶出、分解、转化的改变，影响着药物的理化性质和药理作用，表现出药性与疗效的变化。结合中药炮制工艺，研究炮制前后化学成分的变化，对于探讨炮制原理具有非常重要的意义。目前，大多数中药的有效成分还不明确，对中药的炮制原理的研究也不够透彻的还是极少数。以下为中药的一些主要化学成分在炮制过程中可能受到的影响。

生物碱是一类复杂的含氮的有机化合物，大多呈碱性，是中药中常见的一类化学成分，对人体一般具有生物活性。游离的生物碱大多能溶于有机溶剂，能与酸生成盐，生物碱盐一般易溶于水。中药延胡索经醋制后，游离的生物碱与醋酸作用生成醋酸盐，从而增加在水中的溶解度。有的中药含有小分子生物碱、季铵型生物碱等能够溶于水的生物碱类有效成分，炮制时，为避免有效成分的损失，应尽量缩短在水中的浸泡时间。炮制过程中温度的高低也可以使生物碱产生不同的变化，如中药马钱子经过高温砂炒，有毒的生物碱类成分受到破坏，有的发生结构转化，毒性显著降低。

苷类也是药物中广泛存在的一类复杂化合物，由糖或糖的衍生物与非糖物质（苷元）组成。根据苷元的化学结构不同，又可分为黄酮苷、蒽醌苷、香豆素苷、木脂素苷、皂苷、吲哚苷等。苷类多具有苦味，易溶于水，可溶于乙醇，而苷元多难溶于水，易溶于乙醇。在酸性条件下，苷类成分容易发生水解；在一定的温度和湿度条件下，苷类成分易被药物中存在的相应的酶水解。含有此类成分的药物在炮制加工时，需注意水处理的时间、加热的温度与时间、辅料等的影响。例如，黄芩通过蒸制破坏酶而避免苷类成分水解成苷元后氧化失效，有利于保存药效。

挥发油是常见的一类具有治疗作用的药物成分，具有特殊气味和辛辣感，在常温下即能挥发，加热则挥发更快，大多数比水轻，难溶于水，可随水蒸气蒸馏，易溶于多种有机溶剂。挥发油稳定性比较差，对空气、光线和热都比较敏感。对含挥发油及芳香性的药物应根据需要进行妥善的处理和保管。含挥发油的药物经炒制，挥发油含量可能显著减少，炮制时需注意加热等处理方式对此类成分的影响。有的药物需要挥发油以保存疗效，有的药物则要减少或除去挥发油以消除副作用，应根据医疗需要进行加工取舍。如炒乳香、没药就是为了除去部分挥发油，以减少副作用。

鞣质是广泛存在于植物药中的一类复杂的酚类化合物，具有涩味和收敛性。鞣质在医疗上常作为收敛剂，用于止血、止泻、烧伤等，有时也用作生物碱及重金属中毒的解毒剂。鞣质一般能耐高温，但有的药物鞣质类成分在高温处理后也会发生变化，需引起注意。鞣质能溶于水，特别是易溶于热水，故水处理含鞣质类有效成分的药物时，应尽量采取少泡多润的方法，并注意温度。鞣质能溶于乙醇中，辅料炮制时多用酒制，以增强疗效。此外，鞣质类成分的还原性强，易氧化变色；鞣质遇铁能发生反应生成鞣质铁盐沉淀，因此炮制时需注意防止氧化，且应尽量避免使用铁器。

药物化学成分的变化与中药药性和疗效有着密切的关系，研究炮制对药物化学成分的影响也是现代探究炮制机理、规范化炮制工艺和炮制品质量要求的主要内容和参考依据。由于中药化学成分复杂、多样，炮制对其影响也是多方面的，因此，在研究中药炮制前后化学成分的变化时，应紧密结合中药的理论与实践，配合中药药理及临床试验，才能更全面地理解中药炮制的原理，并通过合理地炮制，达到提高疗效的目的。

第三节　中药炮制的原则与炮制方法分类

一、传统制药的原则与制法

清代徐灵胎在《医学源流论》的"制药论"中，指出："凡物气厚力大者，无有不偏，偏则有利必有害。欲取其利，而去其害，则用法以制之，则药性之偏者醇矣。"他将传统制药原则归纳为：相反为制、相资为制、相畏为制、相恶为制、相喜为制；制法归纳为：制其形、制其性、制其味、制其质。

（一）传统制药原则

相反为制：是指用药性相对立的辅料或药物来炮制，以制约被炮制中药的偏性或改变药性。如用辛热升提的酒来炮制苦寒沉降的大黄、黄连等药物，可缓和药物的苦寒之性，并使药性转降为升。

相资为制：是指用药性相似的辅料或药物来炮制，以增强被炮制药物的疗效。如用咸寒的盐水炮制苦寒的知母、黄柏等药，可增强滋阴降火的作用。

相畏为制：是指用某种辅料或药物来炮制，以制约或降低、消除被炮制药物的毒副作用。类似于中药药性的相畏相杀。如用生姜炮制半夏、天南星，可降低它们的毒性。

相恶为制：是指用某种辅料或药物来减弱被炮制药物的烈性或降低某种作用。如枳实用麦麸炒后，可减弱破气作用；苍术用麦麸炒后，可缓和辛燥之性。

相喜为制：是指用某种辅料或药物来炮制，以改善被炮制药物的形、色、气、味，提高病人的信任感和接受度，便于服用。如醋炙或酒炙五灵脂、乳香、紫河车，可矫臭矫味，利于服用。

（二）制法

制其形：指改变药物的外观形态或分开不同的药用部位。

制其性：指通过炮制改变或缓和药物的性能。即通过炮制改变或缓和药物的寒热、温凉或升降沉浮的性质，以增强疗效或降低毒副作用等。

制其味：指通过炮制，调整药物的酸、甘、苦、辛、咸五味或矫正不良气味，以适应临床需要或利于服用。

制其质：指通过炮制，改变药物的性质或质地。改变药物的性质包括拓展或增加药物的疗效，如制备麦芽、西瓜霜、六神曲等；改变药物的质地，使坚硬的甲壳类如龟甲、矿物类药物如自然铜变酥脆,易于粉碎和利于煎出有效成分。

二、中药炮制方法的分类

在《中国药典》2020年版(四部)"0213炮制通则"项下,将中药炮制的方法分为净制、切制、炮炙及其他制法四类。

(一)净制

即净选加工。可根据具体情况,分别使用挑选、筛选、风选、水选、剪、切、刮、削、剔除、酶法、剥离、挤压、燀、刷、擦、火燎、烫、撞、碾串等方法,以达到净度要求。

(二)切制

切制时,除鲜切、干切外,均须进行软化处理,其方法有喷淋、抢水洗、浸泡、润、漂、蒸、煮等。亦可使用回转式减压浸润罐,气相置换式润药箱等软化设备。软化处理应按药材的大小、粗细、质地等分别处理。分别规定温度、水量、时间等条件,应少泡多润,防止有效成分流失。切后应及时干燥,以保证质量。

切制品有片、段、块、丝等。其规格厚度通常为:

片:极薄片0.5 mm以下,薄片1～2mm,厚片2～4 mm。

段:短段5～10 mm,长段10～15 mm;

块:8～12 mm的方块。

丝:细丝2～3 mm,宽丝5～10 mm。

其他不宜切制者,一般应捣碎或碾碎使用。

(三)炮炙

除另有规定外,常用的炮炙方法和要求如下。

1. 炒

炒制分单炒(清炒)和加辅料炒。需炒制者应为干燥品,且大小分档;炒时火力应均匀,不断翻动。应掌握加热温度、炒制时间及程度要求。

(1)单炒(清炒)。取待炮制品,置炒制容器内,用文火加热至规定程度时,取出,放凉。需炒焦者,一般用中火炒至表面焦褐色,断面焦黄色为度,取出,放凉;炒焦时易燃者,可喷淋清水少许,再炒干。

(2)麸炒。先将炒制容器加热,至撒入麸皮即刻烟起,随即投入待炮制品,迅速翻动,炒至表面呈黄色或深黄色时,取出,筛去麸皮,放凉。

除另有规定外,每100 kg待炮制品,用麸皮10～15 kg。

(3)砂炒。取洁净河砂置炒制容器内,用武火加热至滑利状态时,投入待炮制品,不断翻动,炒至表面鼓起、酥脆或至规定的程度时,取出,筛去河砂,放凉。

除另有规定外,河砂以掩埋待炮制品为度。

如需醋淬时,筛去辅料后,趁热投入醋液中淬酥。

(4)蛤粉炒。取碾细过筛后的净蛤粉,置锅内,用中火加热至翻动较滑利时,投入待炮制品,翻炒至鼓起或成珠、内部疏松、外表呈黄色时,迅速取出,筛去蛤粉,放凉。

除另有规定外,每100 kg待炮制品,用蛤粉30～50 kg。

（5）滑石粉炒。取滑石粉置炒制容器内，用中火加热至灵活状态时，投入待炮制品，翻炒至鼓起、酥脆、表面黄色或至规定程度时，迅速取出，筛去滑石粉，放凉。

除另有规定外，每 100 kg 待炮制品，用滑石粉 40～50 kg。

2. 炙法

炙法将是待炮制品与液体辅料共同拌润，并炒至一定程度的方法。

（1）酒炙。取待炮制品，加黄酒拌匀，闷透，置炒制容器内，用文火炒至规定的程度时，取出，放凉。

酒炙时，除另有规定外，一般用黄酒。除另有规定外，每 100 kg 待炮制品用黄酒10～20 kg。

（2）醋炙。取待炮制品，加醋拌匀，闷透，置炒制容器内，炒至规定的程度时，取出，放凉。

醋炙时，用米醋。除另有规定外，每 100 kg 待炮制品，用米醋 20 kg。

（3）盐炙。取待炮制品，加盐水拌匀，闷透，置炒制容器内，以文火加热，炒至规定的程度时，取出，放凉。

盐炙时，用食盐，应先加适量水溶解后，滤过，备用。除另有规定外，每 100 kg 待炮制品用食盐 2 kg。

（4）姜炙。姜炙时，应先将生姜洗净、捣烂，加水适量，压榨取汁，姜渣再加水适量重复压榨 1 次，合并汁液，即为"姜汁"。姜汁与生姜的比例为1∶1。

取待炮制品，加姜汁拌匀，置锅内，用文火炒至姜汁被吸尽，或至规定的程度时，取出，晾干。

除另有规定外，每 100 kg 待炮制品用生姜 10 kg。

（5）蜜炙。蜜炙时，应先将炼蜜加适量沸水稀释后，加入待炮制品中拌匀，闷透，置炒制容器内，用文火炒至规定程度时，取出，放凉。

蜜炙时，用炼蜜。除另有规定外，每 100 kg 待炮制品用炼蜜 25 kg。

（6）油炙。羊脂油炙时，先将羊脂油置锅内加热溶化后去渣，加入待炮制品拌匀，用文火炒至油被吸尽，表面光亮时，摊开，放凉。

3. 制炭

制炭时应"存性"，并防止灰化，更要避免复燃。

（1）炒炭。取待炮制品，置热锅内，用武火炒至表面焦黑色、内部焦褐色或至规定程度时，喷淋清水少许，熄灭火星，取出，晾干。

（2）煅炭。取待炮制品，置煅锅内，密封，加热至所需程度，放凉，取出。

4. 煅

煅制时应注意煅透，使酥脆易碎。

（1）明煅。取待炮制品，砸成小块，置适宜的容器内，煅至酥脆或红透时，取出，放凉，碾碎。

含有结晶水的盐类药材，不要求煅红，但需使结晶水蒸发至尽，或全部形成蜂窝状的块状固体。

（2）煅淬。将待炮制品煅至红透时，立即投入规定的液体辅料中，淬酥（若不酥，可反复煅淬至酥），取出，干燥，打碎或研粉。

5. 蒸

取待炮制品，大小分档，按各品种炮制项下的规定，加清水或液体辅料拌匀、润透，置适宜的蒸制容器内，用蒸汽加热至规定程度，取出，稍晾，拌回蒸液，再晾至六成干，切片或段，干燥。

6. 煮

取待炮制品，大小分档，按各品种炮制项下的规定，加清水或规定的辅料共煮透，至切开内无白心时，取出，晾至六成干，切片，干燥。

7. 炖

取待炮制品按各品种炮制项下的规定，加入液体辅料，置适宜的容器内，密闭，隔水或用蒸汽加热炖透，或炖至辅料完全被吸尽时，放凉，取出，晾至六成干，切片，干燥。

蒸、煮、炖时，除另有规定外，一般每 100 kg 待炮制品用水或规定的辅料 20 ～ 30 kg。

8. 煨

取待炮制品用面皮或湿纸包裹，或用吸油纸均匀地隔层分放，进行加热处理；或将其与麸皮同置炒制容器内，用文火炒至规定程度取出，放凉。

除另有规定外，每 100 kg 待炮制品用麸皮 50 kg。

（四）其他

1. 燀

取待炮制品投入沸水中，翻动片刻，捞出。有的种子类药材，燀至种皮由皱缩至舒展、易搓去时，捞出，放入冷水中，除去种皮，晒干。

2. 制霜（去油成霜）

除另有规定外，取待炮制品碾碎如泥，经微热，压榨除去大部分油脂，含油量符合要求后，取残渣研制成符合规定的松散粉末。

3. 水飞

取待炮制品，置容器内，加适量水共研成糊状，再加水，搅拌，倾出混悬液。残渣再按上法反复操作数次，合并混悬液，静置，分取沉淀，干燥，研散。

4. 发芽

取待炮制品，置容器内，加适量水浸泡后，取出，在适宜的湿度和温度下使其发芽至规定程度，晒干或低温干燥。注意避免带入油腻，以防烂芽。一般芽长不超过 1 cm。

5. 发酵

取待炮制品加规定的辅料拌匀后，制成一定形状，置适宜的湿度和温度下，使微生物生长至其中酶含量达到规定程度，晒干或低温干燥。注意若发酵过程中发现有黄曲霉菌，应禁用。

第四节 中药炮制品的质量要求

一、关于中药炮制的法规

修订后的《中华人民共和国药品管理法》（2019年12月1日起施行），在第四章药品生产第四十四条规定："中药饮片应当按照国家药品标准炮制；国家药品标准没有规定的，应当按照省、自治区、直辖市人民政府药品监督管理部门制定的炮制规范炮制。省、自治区、直辖市人民政府药品监督管理部门制定的炮制规范应当报国务院药品监督管理部门备案。不符合国家药品标准或者不按照省、自治区、直辖市人民政府药品监督管理部门制定的炮制规范炮制的，不得出厂、销售。"这明确了中药炮制应遵守的法规。

《中国药典》属于药物炮制的国家级质量标准。在《中国药典》（一部）中收载了中药及中药炮制品，正文中规定了中药饮片生产的工艺、成品性状、用法、用量等；《中国药典》（四部）"炮制通则"中规定了各种炮制方法的相关要求，"药材和饮片检定通则"中规定了饮片检定的相关项目及要求。

1994年，国家中医药管理局颁发了《关于〈中药饮片质量标准通则（试行）〉的通知》，规定了饮片的净度、片型及粉碎粒度、水分标准色泽要求等，属于中药饮片的部级质量标准。1988年出版的《全国中药炮制规范》，精选了全国各省（市）、自治区现行实用的炮制品及其最合适的炮制工艺，还有相适应的质量要求，为中药饮片炮制的部级标准（暂行）。

由于中药炮制具有较多的传统经验和地方特色，有些工艺还难以全国统一，各省（市）制定了适合本地的质量标准，如中药饮片炮制规范、中药材质量标准等。只有在国家与部（局）级标准中没有收载的品种或项目的情况下，才能制定适合本地的标准，同时应将地方标准报国务院药品监督管理部门备案。

二、中药炮制品的质量要求

中药炮制品的质量关系到临床用药的安全、有效，其质量控制是炮制过程中的重要环节。炮制品的质量主要有外观质量与内在质量两方面的要求。外观质量主要包括饮片的净度与形、色、气、味等性状，以及包装等；内在质量主要包括饮片的水分、灰分、浸出物、有毒及有效成分、重金属及有害元素、二氧化硫残留、农药残留、黄曲霉毒素检查、卫生学检查等。

（一）净度

净度是指炮制品的纯净程度，即炮制品中所含杂质和非药用部位的限度。中药炮制品的净度要求是：不应含有泥沙、灰屑、杂质、霉烂品、虫蛀品及非药用部位。非药用部位主要是茎或根茎类药物的残根，根类药物的残茎，果实、花、叶类药物的枝梗，皮类药物的栓皮，根皮类药物的木心，果实种子类药物的皮壳及核，有些昆虫类药物的头、足、翅，矿物类药物的夹杂物等。《中国药典》2020年版（四部）"药材和饮片检定通则"规定，除另有规定外，药屑杂质通常不得过 3%。《中药饮片质量标准通则（试行）》对中药饮片净度的规定中，药屑、杂质等按炮制品的类别不同要求不一，一般不得超过 1%～3%。

（二）片型及破碎度

片型和破碎度即饮片的形态。净选后的药材，按药典或炮制规范的规定切制成一定规格的片型。切制后饮片应均匀、整齐，色泽鲜明，表面光洁，无污染，无泛油，无整体，无连刀片、掉边片、边缘卷曲等不合规格的饮片。

《中药饮片质量标准通则（试行）》规定：异形片不得超过 10%；极薄片不得超过该品种标准厚度 0.5 mm；薄片、厚片、丝、块不得超过该标准厚度 1 mm；段不得超过该标准 2 mm。

一些需粉碎成颗粒或粉末的药物，粉碎后应粒度均匀，无杂质，粉末的分等应符合药典的规定。

（三）色泽

中药经炮制后应显其固有的颜色光泽，饮片表面或断面的色泽变化，可作为控制炮制程度的直观指标，是饮片的外在质量要求之一；色泽的不正常变化，也常说明其内在质量发生变异。《中药饮片质量标准通则（试行）》规定，各炮制品的色泽除应符合该品种的标准外，各炮制品的色泽要均匀，并对炒黄品、麸炒品、烫制品、蒸制品等各种不同方法炮制的饮片制品中生片、糊片、未蒸透者、未煮透者、未煨透者、完全炭化者、灰化者等的比例做出了相应的规定。

（四）气味

中药炮制品有其固有的气味，与其内在质量有密切的关系。炮制品不应带异味或气味散失。若经加热和加辅料炮制，药物的气和味会有些改变，若用液体辅料炮制者，除应具有原有的气味外，还应带有所用辅料的气味，如醋炙、酒炙、盐炙、蜜炙、姜炙等。

（五）水分

炮制品的含水量，能直接影响其质量。含水量过多，易生虫、霉变、有效成分分解、酶解变质等，同时在配方称量时，减少了药物的实际用量，影响疗效。含水量过少，炮制品容易干裂、破碎。《中国药典》2020 年版（四部）"药材和饮片检定通则"规定：除另有规定外，饮片水分通常不得过 13%。《中药饮片质量标准通则（试行）》规定了一般炮制品的含水量宜控制在 7%～13%，并对各类炮制法制作的炮制品含水量做出了相应的要求，如蜜炙品类的水分不超过 15%。

（六）灰分

灰分是将药材或饮片在高温下灼烧、灰化，所剩残留物的重量。质量稳定的饮片，其灰分的质量分数在一定范围内。灰分不合格，多数是因为混入泥沙等杂质；炮制处理不当，如砂烫、土炒等制法操作时辅料未去尽，灰分也会超标。灰分的测定可作为炮制品纯净度的一个检测指标。

（七）浸出物

根据炮制品中主要成分的性质，选用不同的浸出溶媒如水、乙醇或其他适宜的溶剂对药物中可溶性物质进行测定。测定浸出物的含量，对于有效成分尚不完全清楚或尚无精确定量方法测定含量的炮制品，可用以检测炮制工艺、方法及炮制品的质量，这具有重要意义。

（八）有效成分

化学成分是药物发挥疗效的物质基础，测定药物中有效成分、指标成分、类别成分的含量，是控制中药质量的首选方法，也常作为检查炮制方法与工艺是否合理和科学，是为工艺的改进提供准确的实验依据及指标的重要手段。可以用化学、物理或生物测定等方法。

（九）有毒成分

有毒成分的限量检查，是保证用药安全的重要指标。一些中药的有毒成分同时也是有效成分，应控制其最低和最高限量。如《中国药典》2020年版规定：制川乌含双酯型生物碱以乌头碱、次乌头碱及新乌头碱的总量计，不得过0.040%；巴豆霜含脂肪油应为18.0%～20.0%等。

（十）其他有害物质

饮片中的其他有害物质主要指重金属及有害元素、二氧化硫残留、农药残留、黄曲霉毒素等。这些有害物质的存在影响了中药的质量，也是影响中药出口的重要因素。《中国药典》2020年版规定了相应的检查方法及要求。如在二氧化硫残留方面，除另有规定外，药材及饮片（矿物类除外）的二氧化硫残留量不得过150 mg/kg。

（十一）卫生学检查

中药在采收、加工、运输、贮存等过程中，常会受到杂菌的污染，应对饮片进行卫生学检查。检查内容主要有细菌总数、霉菌总数及活螨，以及大肠埃希菌、沙门菌等可能含有的病原微生物。如《中国药典》2020年版规定，研粉口服用贵细饮片、直接口服及泡服饮片不得检出大肠埃希菌（1 g 或 1 mL）不得检出沙门菌（10 g 或 10 mL）；耐胆盐革兰氏阴性菌应小于 10^4 cfu（1 g 或 1 mL）（cfu 为菌落形成单位。）

（十二）其他检查

根据不同药物的特性，还需进行一些针对性的检查。如含油脂的种子类药物，在贮藏过程中可能发生复杂的化学变化，生成游离脂肪酸、过氧化物和低分子醛类、酮类等产物，出现特异臭味，影响药物的感观和质量。如郁李仁的酸败度检查可通过测定酸值、羰基值和过氧化值，以检查药物中油脂的酸败度。其他一些检查项目还有如葶苈子的膨胀度、麦芽的出芽率等。

（十三）包装检查

为了保护药物不受污染，便于贮存、运输等，应对药物进行包装。对于中药饮片，应对包装进行检查，包括包装的完整性、清洁程度、霉变、虫蛀或其他污染等情况，检查并记录生产日期及批准文号等，还应注意品名、规格、产地、生产企业、装量及包件式样应与标签一致。

第五节　中药炮制的研究

中药炮制是前人在长期医疗实践及生产生活实践中总结、研究出来的独特的制药技术。2006 年，中药炮制技术经国务院批准列入第一批国家级非物质文化遗产名录。在医药技术快速现代化和人们健康要求不断提升的过程中，对中药炮制的现代化和科学化的期望也日益高涨，中药炮制研究的地位和作用不断突显。炮制研究的开展可以为探索中药炮制原理、优化技术方法、提升饮片质量提供科技支撑；为中药炮制的创新发展提供动力、路径和方法；有利于传承中药炮制经验和保护非物质文化遗产，推动中药炮制持续地科学化和创新发展。

中华人民共和国成立后，各地组织科研人员对当地的炮制经验进行收集整理，同时对历代中医药文献中的炮制资料也进行了较全面的整理和评述，对各类炮制法以及某些常用药物炮制的沿革，也进行了研究。全国各地炮制经验总结基本得到汇集，有一些较系统的文献研究，并将中药化学、中药药理、中药质量分析等研究的成果，与中药的炮制加工结合起来，进行炮制研究，促进了中药炮制学科的发展。目前，中药炮制研究的内容主要包括以下方面。

一、传统经验与历史文献的研究

历代医药学家在长期的实践过程中，积累了很多经验，但炮制资料大多散见于各家医药著作中。过去药工的炮制经验又多通过师徒相传，缺乏系统的整理。因此，继承和整理中药传统的炮制经验，是中药炮制研究的首要工作。经过多年的系统整理、总结，有关炮制的专著陆续出版，如 1963 年中医研究院中药研究所等单位在整理全国 28 个大中城市经验基础上，编写成《中药炮制经验集成》；1974 年，中医研究院中药研究所编纂的《历代中药炮制资料辑要》辑录了 167 种中医药文献中的炮制内容；1986 年，王孝涛等编著的《历代中药炮制法汇典》收集了自春秋战国时期至 1985 年间 500 多种中药的国内外主要研究文献；近年来也出版了不少专著，如《全国中药炮制经验与规范集成》。这些文献，为研究炮制的起源、原始意图和演变过程及弄清炮制的历史沿革提供了十分丰富的资料。

二、炮制原理研究

一些炮制方法或工艺可以对药物产生减毒、增效、缓和药性及产生新药效等效果。古代医药学家总结归纳了一些炮制理论，如生熟理论、辅料作用理论等，这些理论遵循了中医药基本理论，为炮制原理研究奠定了很好的基础。对炮制原理的研究就是在传统炮制经验的基础上，应用现代科学技术，了解中药炮制前后理化性质和药理作用的变化，以及这些变化的临床意义，阐明其中的原理，以发展和充实中药炮制理论，科学评价炮制方法，促进炮制方法和工艺的改进，提高炮制品的质量，从而更有效地为临床医疗服务。

三、炮制方法与工艺、设备研究

由于历史原因与地域条件等因素，中药的炮制方法与工艺古今可能有差异；不同地域也有差异，同一种药物可能在不同的地区或采用不同的辅料，或用不同的方法进行炮制。评价不同炮制方法与工艺的合理性，淘汰落后、不合理的，建立科学合理、标准化的炮制方法与工艺，是炮制研究的一项重要内容，这项内容与炮制原理探究也是紧密联系的。例如，传统认为人参的芦头能催吐，用人参须去芦头；经研究，芦头与根的化学成分和药理作用基本相同，参芦在正常动物实验中未出现有催吐现象。因此，自 1995 年版《中国药典》，人参已无去芦的规定。又如马钱子的多种炮制方法如砂烫、醋制、醋制砂烫、油炸、尿泡、甘草制都能降低其毒性，但从成分的得率、操作的简便性等考虑，以砂烫、油炸法更可取。药典目前收载制马钱子的方法为砂烫。

在 20 世纪 60 年代以后，通过逐步研制或引用一些机械设备，中药饮片生产改变了长期手工操作的方式，温度、时间等工艺参数更容易控制。现在，饮片加工企业普遍采用多种机械生产，炮制设备也有很大改进。涉及净选加工、饮片切制方面就有相应的洗药机、脱皮机、选药机、真空润药机、适用于条状、块状等不同类别药材的切药机、带式干燥机等；涉及炒制、煅制、蒸制等不同操作时有相应的数控炒药机、煅药锅、数控中药蒸煮锅等。这些设备的运用，使炮制生产的效率大大提高，促进了生产的规范化、规模化、现代化。依照中药炮制的特点和需要，采用先进技术改进炮制设备，使炮制的药物火候更容易把握，提高饮片质量，增大适用范围、降低劳动强度、防止环境污染、提高生产效率等，是中药炮制设备改进的方向。

四、饮片质量标准研究

饮片质量标准是控制饮片质量的依据，以保证临床使用的安全有效。饮片的质量以前主要是通过药工依据成品的外观性状进行经验判断，主观差异性较大；现在，饮片的质量从外观和内在质量两方面评价，标准的内容就是在炮制研究的基础上设定的，如药典中关于制川乌含生物碱、巴豆霜含脂肪油的规定。饮片质量标准的研究需要根据炮制原理，结合炮制经验与现代分析方法、手段进行改进，科学、合理地设定标准。例如，对炒焦山楂"表面焦褐色，内部黄褐色"的要求，感官判定难免有偏差，已有研究人员尝试把色差计引入到饮片生产工艺与质量标准参数中，以使判断更加客观化和精准化。由于中药成分复杂，不少中药的有效成分尚不清楚，很多药物的炮制原理也不清楚，这方面的研究是一项长期而艰巨的任务。

五、新型饮片的研究

随着压片技术、超微粉碎、喷雾干燥等新技术、新方法的出现，为了适应人们对中药应用方便的要求，出现了一些新型饮片。中药配方颗粒即是采用单味中药饮片经水提取浓缩而成的颗粒，供中医临床配方使用。虽然用其组合配制的处方不一定与传统饮片合煎制成的汤剂等效，但由于应用方便、便于贮存等优点，病人的接受度较高。此外，颗粒饮片、压缩饮片、超微粉碎饮片、直接服用的粉末饮片等新型饮片的出现，促进了中药饮片类型的多样化。这些新型饮片同样要保证临床使用的安全有效。

 第六节　中药炮制实例

例一：山楂

【**处方用名**】山楂、炒山楂、焦山楂、焦楂、山楂炭。

【来源】本品为蔷薇科植物山里红 *Crataegus pinnatifida* Bge. var. *major* N. E. Br. 或山楂 *Crataegus pinnatifida* Bge. 的干燥成熟果实。秋季果实成熟时采收，切片，干燥。

【历史沿革】宋代有炒磨去子的炮制方法，后世有炒法、蒸法、炒炭、姜汁拌炒黑、姜汁炒、童便浸等炮制方法。现在主要有炒黄、炒焦、炒炭等炮制方法。《中国药典》2020 年版收载山楂、炒山楂和焦山楂。

【炮制方法】

（1）山楂：原药材除去杂质及脱落的核。

（2）炒山楂：取净山楂，置炒制容器内，用中火加热，炒至颜色变深，取出晾凉，筛去碎屑。

（3）焦山楂：取净山楂，置炒制容器内，用武火加热，炒至表面焦褐色、内部黄褐色，取出晾凉，筛去碎屑。

（4）山楂炭：取净山楂，置炒制容器内，用武火加热，炒至表面焦黑色、内部焦褐色，取出晾凉，筛去碎屑。

【成品性状】

（1）山楂饮片为圆形片，皱缩不平，直径 1.0 ～ 2.5 cm，厚 0.2 ～ 0.4 cm。外皮红色、具皱纹、有灰白色小斑点，果肉深黄色至浅棕色。中部核多脱落而中空。气微清香，味酸、微甜。

（2）炒山楂：形如山楂片，表面颜色加深，果肉黄褐色，偶见焦斑。气清香，味酸、微甜。

（3）焦山楂：形如山楂片，表面焦褐色，内部黄褐色。有焦香气，味微酸。

（4）山楂炭：形如山楂片，表面焦黑色，内部焦褐色，味涩。

【炮制作用】山楂味酸、甘，性微温。归脾、胃、肝经。

（1）生山楂：功能消食健胃、行气散瘀、化浊降脂。常用于肉食积滞、胃脘胀满、泻痢腹痛、瘀血经闭、产后瘀阻、心腹刺痛、胸痹心痛、疝气疼痛、高脂血症。

（2）炒山楂：酸味减弱，可缓和对胃的刺激性，擅于消食化积，多用于脾虚食滞。

（3）焦山楂：不仅酸味减弱，还增加了苦涩味，长于消食止泻，多用于食积兼脾虚之泻痢。

（4）山楂炭：味微苦涩，功能偏于止泻、止血，可用于胃肠出血或脾虚腹泻兼食滞者。

【贮存】置通风干燥处，防蛀。

例二：大黄

【处方用名】大黄、生大黄、川军、酒军、酒大黄、醋大黄、熟军、熟大黄、大黄炭。

【来源】本品为蓼科植物掌叶大黄 *Rheum palmatum* L.、唐古特大黄 *Rheum tanguticum* Maxim. ex Balf. 或药用大黄 *Rheum officinale* Baill. 的干燥根和根茎。秋末茎叶枯萎或次春发芽前采挖，除去细根，刮去外皮，切瓣或段，绳穿成串干燥或直接干燥。

【历史沿革】汉代有炮熟、酒洗、酒浸、蒸制等方法。后世有炒制、制炭、醋煎制、湿纸裹煨、九蒸九曝干、酒浸炒、酒蒸、醋蒸、米泔浸、酒煮、醋煨、黄连吴茱萸制等方法。现在主要有酒炙、酒蒸、醋炙、炒炭、清蒸等炮制方法。《中国药典》2020 年版收载大黄、酒大黄、熟大黄和大黄炭。

【炮制方法】

（1）大黄：取原药材，除去杂质，洗净，润透，切厚片或块，干燥，筛去碎屑。

（2）酒大黄：取大黄片或块，加入定量黄酒喷淋拌匀，稍闷润，待黄酒被吸尽，置炒制容器内，用文火加热，炒干，取出晾凉，筛去碎屑。每 100 kg 大黄片或块，用黄酒 10 kg。

（3）熟大黄：取大黄片或块，用黄酒拌匀，稍闷润，待黄酒被吸尽，置炖药罐或适宜的蒸制容器内，密闭，隔水炖或蒸至大黄内外均呈焦黑色时，取出，干燥。每 100 kg 大黄片或块，用黄酒 30 kg。

（4）大黄炭：取大黄片或块，置炒制容器内，用武火加热，炒至表面焦黑色、内部焦褐色，取出晾凉，筛去碎屑。

（5）醋大黄：取大黄片或块，加入定量米醋拌匀，稍闷润，待醋被吸尽，置炒制容器内，用文火加热，炒干，取出晾凉，筛去碎屑。每 100 kg 大黄片或块，用米醋 15 kg。

（6）清宁片：取大黄片或块，置煮制容器内，加水超过药面，用武火加热，煮烂时，加入黄酒（100∶30）搅拌，再煮成泥状，取出晒干，粉碎，过 100 目筛，取细粉，再与黄酒、熟蜜混合成团块状，置笼屉内蒸至透，取出揉匀，搓成直径约 14 mm 的圆条，于 50～55 ℃低温干燥，烘至七成干时，装入容器，闷约 10 天至内外湿度一致，手摸有挺劲，取出，切厚片，晾干，筛去碎屑。每 100 kg 大黄片或块，用黄酒 75 kg、熟蜜 40 kg。

【成品性状】 大黄呈不规则类圆形厚片或块，大小不等。外表皮黄棕色或棕褐色，有纵皱纹及疙瘩状隆起，切面黄棕色至淡红棕色，质坚实，有的中心稍松软。气清香，味苦而微涩。

（1）酒大黄：形如大黄片，表面深棕黄色，有的可见焦斑，内部呈浅棕色，质坚实。微有酒香气。

（2）熟大黄：形如大黄片，表面黑色或黑褐色，质坚硬，有特异芳香气，味微苦。

（3）大黄炭：形如大黄片，表面焦黑色，内部深棕色或焦褐色，质轻而脆，具焦香气，味微苦。

（4）醋大黄：形如大黄片，表面深棕色或棕褐色，断面浅棕色，略具醋香气。

（5）清宁片：为圆形厚片，乌黑色。有香气，味微苦、甘。

【炮制作用】 大黄味苦，性寒。归脾、胃、大肠、肝、心包经。

（1）生大黄：泻下攻积、清热泻火、凉血解毒、逐瘀通经、利湿退黄。用于实热积滞便秘、血热吐衄、目赤咽肿、痈肿疔疮、肠痈腹痛、瘀血经闭、产后瘀阻、跌打损伤、湿热痢疾、黄疸尿赤、淋证、水肿；外治烧烫伤。

（2）酒大黄：善清上焦血分热毒，宜用于目赤咽肿、齿龈肿痛。

（3）熟大黄：泻下力缓、泻火解毒，用于火毒疮疡。

（4）大黄炭：凉血化瘀止血，多用于血热有瘀出血症。

（5）醋大黄：泻下作用减弱，可消积化瘀，用于食积痞满、产后瘀停、癥瘕痞积。

（6）清宁片：泻下作用缓和，具有缓泻而不伤气、逐瘀而不败正的特点。用于饮食停滞、口燥舌干、大便秘结的年老、体弱者及久病病人。

【贮存】贮干燥容器内，炮制品密闭，置阴凉干燥处，防蛀。

例三：人参

【处方用名】人参、生晒参、红参。

【来源】本品为五加科植物人参 *Panax ginseng* C. A. Mey. 的干燥根和根茎。多于秋季采挖，洗净，经晒干或烘干，称"生晒参"；经蒸制后干燥，称"红参"。

【历史沿革】隋唐时期有去四边芦头并黑者、细锉、切法，宋代有烧炭、焙、微炒、去芦、蒸、黄泥裹煨等方法。至清代，有类似生晒参和红参加工的记述。现在主要有蒸切、润切等炮制方法。《中国药典》2020 年版收载人参（生晒参）和红参。

【炮制方法】

（1）生晒参：取原药材，洗净，晒干或烘干即为生晒参。润透，切薄片，干燥；或用时粉碎、捣碎。

（2）红参：取原药材，洗净，蒸制干燥后即为红参。润透，切薄片，干燥；或用时粉碎、捣碎。

【成品性状】

（1）人参（生晒参）片：呈圆形或类圆形薄片。外表皮灰黄色。切面淡黄白色或类白色，显粉性，形成层环纹，棕黄色，皮部有黄棕色的点状树脂道及放射性裂隙。体轻，质脆。香气特异，味微苦、甘。

（2）红参片：呈类圆形或椭圆形薄片。外表皮红棕色，半透明。切面平坦，角质样。质硬而脆。气微香而特异，味甘、微苦。

【炮制作用】

（1）人参（生晒参）：味甘、微苦，性微温。归脾、肺、心、肾经。功能大补元气、复脉固脱、补脾益肺、生津养血、安神益智。用于体虚欲脱、肢冷脉微、脾虚食少、肺虚喘咳、津伤口渴、内热消渴、气血亏虚、久病虚羸、惊悸失眠、阳痿宫冷。

（2）红参：味甘、微苦，性温。功能大补元气、复脉固脱、益气摄血。用于体虚欲脱、肢冷脉微、气不摄血、崩漏下血。

【贮存】贮阴凉干燥处，密闭保存，防蛀。

例四：半夏

【处方用名】生半夏、清半夏、姜半夏、法半夏。

【来源】本品为天南星科植物半夏 *Pinellia ternata* （Thunb.） Breit. 的干燥块茎。夏、秋二季采挖，洗净，除去外皮和须根，晒干。

【历史沿革】《黄帝内经》中已有治半夏的记载。汉、唐时代有汤洗、姜制、水煮制等。历代还有制曲、吴茱萸制、竹沥制、甘草制、制炭、皂荚白矾煮制、姜汁青盐制等。现在主要有白矾制、生姜与白矾制、甘草与石灰制等。《中国药典》2020 年版收载生半夏、清半夏、姜半夏和法半夏。

【炮制方法】

（1）生半夏：取原药材，除去杂质，洗净，干燥。用时捣碎。

（2）清半夏：取净半夏，大小分开，用8%白矾溶液浸泡至内无干心，口尝微有麻舌感，取出，洗净，切厚片，干燥。每100 kg净半夏，煮法用白矾12.5 kg，浸泡法用的白矾20 kg。

（3）姜半夏：取净半夏，大小分开，用水浸泡至内无干心时，取出；另取生姜切片煎汤，加白矾与半夏共煮透，取出，晾干，或晾至半干，干燥；或切薄片，干燥。每100 kg净半夏，用生姜25 kg、白矾12.5 kg。

（4）法半夏：取净半夏，大小分开，用水浸泡至内无干心，取出；另取甘草适量，加水煎煮两次，合并煎液，倒入用适量水制成的石灰液中，搅匀，加入上述已浸透的半夏，浸泡，每日搅拌1～2次，并保持浸液 pH 为12以上，至剖面黄色均匀，口尝微有麻舌感时，取出，洗净，阴干或烘干，即得。每100 kg净半夏，用甘草15 kg、生石灰10 kg。

【成品性状】

（1）生半夏：呈类球形，表面白色或浅黄色，顶端有凹陷的茎痕，周围密布麻点状根痕，下面钝圆，较光滑。质坚实，断面洁白，富粉性。气微，味辛辣、麻舌而刺喉。

（2）清半夏：呈椭圆形、类圆形或不规则的片。切面淡灰色至灰白色或黄白色至黄棕色，可见灰白色点状或短线状维管束迹，有的残留栓皮处下方显淡紫红色斑纹。质脆，易折断，断面略呈粉粒或角质样。气微，味微涩、微有麻舌感。

（3）姜半夏：呈片状、不规则颗粒状或类球形。表面棕色至棕褐色。质硬脆，断面淡黄棕色，常具角质样光泽。气微香，味淡、微有麻舌感，嚼之略粘牙。

（4）法半夏：呈类球形或破碎成不规则颗粒状。表面淡黄白色、黄色或棕黄色。质较松脆或硬脆，断面黄色或淡黄色，颗粒者质稍硬脆。气微，味淡略甘、口尝微有麻舌感。

【炮制作用】

（1）半夏：味辛、性温；有毒。归脾、胃、肺经。功能燥湿化痰、降逆止呕、消痞散结。用于湿痰寒痰、咳喘痰多、痰饮眩悸、风痰眩晕、痰厥头痛、呕吐反胃、胸脘痞闷、梅核气；外治痈肿痰核。内服一般炮制后使用。

（2）生半夏：毒性较大，偏于解毒散结，多外用治痈肿痰核。

（3）清半夏：辛温燥烈之性较缓，长于燥湿化痰，适用于湿痰咳嗽、胃脘痞满、痰涎凝聚，咯吐不出。

（4）姜半夏：温中化痰，长于降逆止呕，用于痰饮呕吐、胃脘痞满。

（5）法半夏：温性较弱，功能燥湿化痰，用于痰多咳喘、痰饮眩悸、风痰眩晕、痰厥头痛。

【贮存】 置通风干燥处，防蛀。

例五：炉甘石

【处方用名】 炉甘石、煅炉甘石、制炉甘石。

【来源】 本品为碳酸盐类矿物方解石族菱锌矿，主要含碳酸锌（$ZnCO_3$）。采挖后，洗净，晒干，除去杂石。

【历史沿革】唐代有"火煅，黄连水淬七次"的描述。宋代有"研极细末"，提出了水飞法，如"火煅红，童子便淬七次，研极细末用水飞过"等。后世对淬液的种类进行发展，有三黄汤制、龙胆制等。现在主要有煅淬、黄连汤及三黄汤制等炮制方法。《中国药典》2020 年版收载炉甘石和煅炉甘石。

【炮制方法】

1）炉甘石：取原药材，除去杂质，打碎。

2）煅炉甘石：取净炉甘石，置耐火容器内，武火加热，煅至红透，取出，立即倒入水中浸淬，搅拌，倾取混悬液，未透者沥干后，再煅烧，反复浸淬 3～4 次，合并混悬液，静置，待澄清后倾去上层清水，干燥研散。

3）制炉甘石：

（1）黄连汤制炉甘石：取黄连加水煎汤 2～3 次，过滤去渣，合并药汁浓缩，加入煅炉甘石细粉中拌匀，吸尽后，干燥。每 100 kg 煅炉甘石细粉，用黄连 12.5 kg。

（2）三黄汤制炉甘石：取黄连、黄柏、黄芩，加水煮汤 2～3 次，过滤去渣，加入煅炉甘石细粉中拌匀，吸尽后，干燥。每 100 kg 煅炉甘石，用黄连、黄柏、黄芩各12.5 kg。

【成品性状】

（1）炉甘石：呈不规则的块状。灰白色或淡红色，表面粉性，无光泽，凹凸不平，多孔，似蜂窝状。体轻，易碎。气微，味微涩。

（2）煅炉甘石：呈白色、淡黄色或粉红色的粉末；体轻，质松软而细腻光滑。气微，味微涩。

（3）制炉甘石：呈黄色或深黄色细粉，质轻松，味苦。

【炮制作用】炉甘石味甘，性平。外用能解毒明目退翳、收湿止痒敛疮。用于目赤肿痛、睑弦赤烂、翳膜遮睛、胬肉攀睛、溃疡不敛、脓水淋漓、湿疮瘙痒。

炉甘石应炮制后使用，专供外用，一般多为外敷剂，不作内服。经煅淬后，质地纯洁细腻，减轻了对黏膜创面的刺激性，用于眼科及皮肤科的外治。

【贮存】置干燥处。

思考题

（1）什么是中药饮片？

（2）中药炮制的意义是什么？

（3）中药炮制学的研究内容有哪些？

（4）如何判断中药饮片的质量是否合格？

（5）举例说明临床如何选择炮制品？

参考文献

［1］龚千锋. 中药炮制学［M］. 4 版. 北京：中国中医药出版社，2016.

［2］龚千锋. 中药炮制学实验指导［M］. 2 版. 北京：中国中医药出版社，2018.

［3］国家药典委员会. 中华人民共和国药典 2020 年版（一部）［M］. 北京：中国医

药科技出版社，2020.

[4] 国家药典委员会．中华人民共和国药典 2020 年版（四部）［M］．北京：中国医药科技出版社，2020.

[5] 国家药典委员会．中华人民共和国药典临床用药须知 2015 年版（中药饮片卷）［M］．北京：中国医药科技出版社，2017.

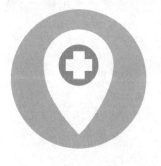

第七章 | 中药药剂学

关键词

中药药剂学　药物剂型　中药制剂　制备方法

内容提要

中药药剂学是专门研究中药剂型和制剂的科学，在医疗卫生实践和医药工业实践中占有极其重要的地位，推进着中医药科学不断向前发展。本学科融汇了中药专业各学科的知识和技能，重点探讨了方剂的调配技术、调配理论和应用，以及将中药原料加工制成适宜剂型的基础理论和工艺技术。中药药剂学具有与生产和临床紧密联系的实践性，传统与现代剂型理论的统一性，以及运用多学科知识与技能的综合性。

 第一节　概　述

一、中药药剂学的性质与任务

（一）中药药剂学的性质

中药药剂学（pharmacy of Chinese materia medica）是以中医药理论为指导，运用现代科学技术，研究中药药剂的配制理论、生产技术、质量控制与合理应用等内容的一门综合性应用技术科学；是联结中医与中药的纽带；是中药类各专业的主干专业课程。该课程融汇了中药专业各学科的知识和技能，重点探讨方剂的调配技术、调配理论和应用，以及将中药原料加工制成适宜剂型的基础理论和工艺技术，并指导病人正确用药。

（二）中药药剂学的任务

中药药剂学的基本任务是研究将中药制成适宜的剂型，达到安全、有效、稳定、可控的要求，以满足医疗卫生的需要。其具体任务概括如下：

（1）学习、继承和整理祖国医药学中有关药剂学的理论、技术与经验。从散在的医书、方书、本草、医案等医药典籍中，将传统剂型和品种，制备中成药的理论、技术和经验等有关药剂的内容进行发掘整理，使其系统化、科学化，为中药制剂的发展奠定基础。

（2）充分吸收和应用现代各学科的理论知识和研究成果，加速实现中药制剂现代化。采用制药新技术、新工艺、新设备和新辅料，研究和开发中药新制剂、新剂型，促进中药制药行业的发展。

（3）加强中药药剂学基本理论研究，主要涉及中药或方剂药效物质的提取、精制、浓缩、干燥，以及制剂成型、质量控制、合理应用等理论和技术，同时，揭示中药药剂的内在规律，逐步完善本学科的理论体系，使中药药剂学成为一门既具中医药特色，又有先进理论和技术的学科。

二、中药药剂学的常用术语

1. 药品（drug）

药品系指用于预防、治疗、诊断人的疾病，有目的地调节人的生理机能并规定有适应证或者功能主治、用法和用量的物质，包括中药材、中药饮片、中成药、化学原料药及其制剂、抗生素、生化药品、放射性药品、血清、疫苗、血液制品和诊断药品等。

2. 药物剂型（pharmaceutical dosage form）

药物剂型系指为适应预防、治疗和诊断疾病的需要而制备的不同给药形式，是临床使用的最终形式，简称剂型。比如片剂、丸剂、口服液、软膏剂等。

3. 中药制剂（Chinese materia medica preparation）

中药制剂系指按一定质量标准将中药制成适合临床用药需求及规定有适应证、用法、用量的具体药物，简称制剂。比如玉泉丸、七厘散、生脉饮等。

4. 调剂（compounding）

调剂系指按照医师处方专门为某一病人配制，注明用法用量的药剂调配操作，一般在药房进行。

5. 中药成药（Chinese patent medicine）

中药成药系指以中药饮片为原料，在中医药理论指导下，按规定的处方和制法大量生产，有特定名称，并标明功能主治、用法用量和规格的药品，包括处方药和非处方药，简称中成药。

6. 处方药（prescription drugs）**与非处方药**（over-the-counter drugs，OTC drugs）

处方药系指必须凭执业医师或执业助理医师处方才可调配、购买，并在医生指导下使用的药品。非处方药系指不需要凭医师或执业助理医师的处方，消费者可自行判断购买和使用的药品。

7. 新药（new drugs）

新药系指未曾在中国境内上市销售的药品。对已上市药品改变剂型、改变给药途径、增加新适应证的药品，亦属于新药范畴。

三、中药药剂学的发展简况

（一）古代中药药剂的简况

中药药剂的起源可追溯至夏禹时代，那时已经能酿酒，并有多种药物浸制而成的药酒，又发现了曲（酵母），是一种早期应用的复合酶制剂，至今仍在应用。

商汤时期，伊尹首创汤剂，总结了《汤液经》，为我国最早的方剂与制药技术专著，汤剂至今仍是中医用药的常用重要剂型。

战国时期，《黄帝内经》中提出了"君、臣、佐、使"的组方原则，记载了汤、丸、散、膏、药酒等不同剂型及其制法，同时在"汤液醪醴论篇"中论述了汤液醪醴的制法和应用。

秦、汉时期是我国药剂学理论与技术显著发展的时期。《五十二病方》中用药记载有外敷、内服、药浴、烟熏或蒸气熏、药物熨法等。书中所载药物剂型最常用的是丸剂，其制法及应用有：以酒制丸，内服；以油脂制丸；以醋制丸，外用于熨法；制成丸后，粉碎入酒吞服等。

我国最早的药物学专著《神农本草经》论及了制药理论和制备法则，强调根据药物性质需要选择剂型，指出"药性有宜丸者，宜散者，宜水煎者，宜酒渍者，宜膏煎者，亦有一物兼宜者，亦有不可入汤酒者，并随药性，不得违越"。

东汉末年，张仲景的《伤寒杂病论》记载了煎剂、丸剂、散剂、浸膏剂、软膏剂、酒剂、栓剂、脏器制剂等十余种剂型及其制备方法。

晋代葛洪著有《肘后备急方》八卷，首次提出"成药剂"的概念，主张批量生产贮备，供急需之用，记载了铅硬膏、蜡丸、锭剂、条剂、药膏剂、灸剂、熨剂、饼剂、尿道栓剂等剂型。

梁代陶弘景的《本草经集注》提出以治病的需要来确定剂型，指出"疾有宜服丸者，宜服散者，宜服汤者，宜服酒者，宜服膏煎者，亦兼参用，察病之源，以为其制耳"；序例中附有"合药分剂料理法则"；指出药物的产地和采治方法对其疗效有影响；考证了古今度量衡，并规定了汤、丸、散、膏、药酒的制作常规，实为制剂工艺规程的雏形。

唐代，由政府组织编纂并颁布的《新修本草》是我国历史上第一部官修本草，具有药典的性质。孙思邈著《备急千金要方》和《千金翼方》分别收载成方5 300首和2 000首，有汤剂、丸剂、散剂、膏剂、丹剂、灸剂等剂型，包括著名的成药磁朱丸、紫雪、定志丸等；《备急千金要方》设有制药总论专章，叙述了制药理论、工艺和质量问题，促进了中药药剂学的发展。

宋、元时期是中药成方制剂初具规模、得到巨大发展的时期。由太医院颁布的《太平惠民和剂局方》，共收载中药制剂788种，卷首有"和剂局方指南总论"，文中对"处方""合药""服饵""服药食忌"和"药石炮制"等均作专章讨论，很多方剂和制法沿用至今。该书为我国历史上由官方颁发的第一部制剂规范，可视为中药药剂发展史上的第一个里程碑。

明、清时期，中药成方及其剂型也有相应的充实和提高。朱橚著《普济方》收载成方61 739首，对外用的膏药、丹药及药酒列专篇介绍。明代李时珍的《本草纲目》载药1 892种，附方剂13 000余首，剂型近40种，对方剂学、药剂学等学科都有重大贡献。

（二）近代中药药剂的简况

鸦片战争后，随着西方科学技术与医药的传入，出现了"中西药"并存的局面，也开创了利用西方科学技术研究中药的先河。民国时期，政府采取废止中医的政策，但中医药界工作者奋发进取，尽管困难重重，中医药事业仍然有所发展。1870年，吴尚先所著《理瀹骈文》系统论述了中药外用膏剂的制备与应用。杨叔澄编著的《中国制药学》分上、下编，上编为制药学总论及丸、散、膏、丹、酒、露、胶、锭的制法和成药贮藏等；下编为生药制法，包括火制、水制、水火合制、酒制、药制、自然制等各法，其内容均较切合实际。国外医药技术对我国药剂学的发展也产生了一定影响，如引进一些技术并建立一些药厂，生产注射剂、片剂等制剂，其中甚至包括中药片剂和注射剂等。

（三）现代中药药剂学的简况

中华人民共和国成立后，随着现代科学技术的发展，中医药研究呈现了多学科综合研究的局面，中药药剂取得了长足进步。

1. 中药剂型与制剂的研究

（1）剂型研究。中药剂型的研究开始于对传统剂型的改进，以提高成品的安全性、有效性、稳定性和可控性。如丸剂，主要从赋形剂的应用、制丸设备、质量控制、药剂卫生、促进溶散及提高生物利用度等方面进行研究。

现代剂型在中药中的发展和应用，产生了多种中药新剂型，片剂、颗粒剂、胶囊剂、滴丸、注射剂等已成功地应用于临床，如复方丹参片、板蓝根颗粒、复方满山红胶囊、苏冰滴丸、柴胡注射剂等。1962 年出版的《全国中药成药处方集》，收载中成药2 700余种，是继《太平惠民和剂局方》后又一次中成药的大汇集，起到了承前启后的重要作用。1983 年出版的《中药制剂汇编》，收集中药制剂 30 几种剂型，4 000 多个品种。

随着制剂技术的发展，一些新制剂技术和给药系统也在中药中得到研究与应用，如泡腾片、分散片、肠溶胶囊、口服缓控释制剂、经皮给药系统及靶向给药系统等，产生了洁尔阴泡腾片、银黄分散片、复方丹参肠溶胶囊、正清风痛宁缓释片、关节镇痛巴布膏等新的中药制剂品种，促进了中药药剂的发展。

（2）制剂研究。主要从以下几方面进行：①发掘继承古方、经方，经适当加减制成新制剂，如将古方四逆汤研制成四逆汤合剂，还有研制四逆汤滴丸、四逆汤栓剂、人参四逆注射液等。②根据民间验方、秘方研制成新制剂，如从湖北民间引产验方（天花粉、牙皂、狼毒、细辛）研制成天花粉粉针剂；由百宝丹秘方研制成云南白药散剂和胶囊剂，又进一步研制成酊剂、贴膏剂及气雾剂。③为适应中医急症及临床需要研制成新制剂，如治疗心绞痛的三七冠心宁、治疗急性缺血性脑血管病的冠心注射液等。

2. 新技术、新工艺、新设备、新辅料的研究与应用

借鉴和引用一些新技术、新工艺、新设备、新辅料，对于发展中药新剂型、新制剂，提高制剂的生物利用度、质量、稳定性，降低制剂的刺激性和毒副作用，提高生产效率，降低成本等均有积极的作用。

多种制药新设备、新技术被广泛应用于生产的各个环节，粉碎技术如超低温粉碎、超微粉碎等；提取分离技术如超临界流体萃取、动态循环阶段连续逆流提取、超声提取、分子蒸馏、大孔树脂分离、膜分离等；蒸发浓缩技术如薄膜蒸发、反渗透法等；干燥技术如冷冻干燥、喷雾干燥、沸腾干燥、微波干燥、真空干燥等；制粒新技术如快速搅拌制粒、沸腾制粒、喷雾干燥制粒、一步制粒等；压片技术及设备如全粉末直接压片、高速压片机；新型制剂技术如薄膜包衣、环糊精包合、固体分散、微粒化、脂质体、缓控释、靶向技术及纳米技术等，这些技术和设备提高了生产效率，促进了新制剂的研究。

而新辅料如纤维素衍生物、淀粉衍生物、合成或半合成油脂、磷脂、合成表面活性剂、乙烯聚合物、丙烯酸聚合物、可生物降解聚合物的应用，为中药缓释、控释、靶向制剂等各种给药系统的研究提供了可能。

3. 质量控制的研究

在中药制剂的质量研究方面，20 世纪 50 年代初期基本上处于起步阶段，对大部分制剂的质量，只能以感观分析或靠经验做出定性水平的评定。随后开始将中药及其制剂的质量管理纳入法制化、规范化的轨道。近年来，随着中药制剂质量控制的研究逐步深入，在分析方法、质量标准及稳定性等方面有了较大进展，药品质量的可控性得到提高。

（1）分析方法。用现代分析方法代替了传统感官检查方法，特别是色谱法和仪器分析方法的普遍应用，具有灵敏度高、专属性强、简便易行等优点，使中药制剂分析的水平有很大提高。目前，许多新方法如紫外光谱、红外光谱、原子吸收光谱、原子发射光谱、气相色谱、高效液相色谱、毛细管电泳、气相－质谱联用、液相－质谱联用、毛细管电泳－

质谱联用等已广泛应用于中药的质量控制。

（2）质量标准。建立科学、可行、先进、实用的质量综合评价体系是保障中药制剂有效性和安全性的关键。随着国家药品标准体系的建立与完善，中药制剂质量标准有了很大的发展和提高，从过去对中药及其制剂的一般性要求，逐步发展到定性、定量、检查及稳定性等控制项目，涉及中药制剂生产中原料、中间体及成品等各个环节，使中药制剂的质量控制标准日趋完善。

（3）稳定性。稳定性研究是保障中药制剂质量和为临床提供安全有效制剂的前提，是确定中药制剂有效期的科学依据。《药品注册管理办法》对中药新药各种剂型的稳定性考察项目及研究方法等都作了明确规定，使得中药制剂的稳定性研究更为科学、规范。

4. 中药药剂的生物有效性研究

生物药剂学和药物动力学主要研究制剂中有效物质的体内过程，以及影响药效的各种生物因素、药物因素及剂型因素，并为优选剂型、改进工艺、质量评价、合理用药等提供科学依据。

（1）生物利用度研究。对中药制剂的体外溶出度和生物利用度进行研究，将有助于评估中药制剂的安全和疗效，是中药制剂趋向现代化的标志之一。如对相同药物的不同剂型、不同厂家或不同批号制剂的生物利用度进行对比研究，如以穿心莲内酯为指标，检测7个药厂共8个批号清火栀麦片的溶出速率，结果达到累积溶出量50%的时间（T_{50}）、累积溶出量63.2%的时间（T_d）有明显差异。

（2）药物动力学研究。对于有效成分明确的中药复方，常选择其中一个或多个有效成分，采用血药浓度法进行药物动力学研究。但由于中药复方成分复杂，含量相对较低，所测化学成分只能是复方中众多化学成分的几种，若采用单体成分的血药浓度进行药动学研究，其结果不能完全反映复方的药动学，难以体现中药复方的整体疗效。为此，20世纪80年代初期出现利用生物效应直接求算复方的药动学参数的研究方法，从而更真实地反映复方效应的整体效果。如以解热、发汗、抗炎等药理效应法探讨麻黄汤、桂枝汤、银翘散、桑菊饮的药物动力学等。

 第二节　药物剂型

一、剂型的分类

药物剂型的种类繁多，为了便于学习、研究和应用，需要对剂型进行分类。剂型分类方法目前有以下几种。

（一）按物态分类

（1）固体剂型：散剂、颗粒剂、丸剂、胶囊剂、片剂等。

（2）半固体剂型：软膏剂、贴膏剂、凝胶剂等。

（3）液体剂型：汤剂、合剂、糖浆剂、酒剂、露剂、注射液等。

（4）气体动力剂型：气雾剂、喷雾剂、粉雾剂等。

由于物态相同,其制备特点和临床疗效亦有相似之处。如固体剂型多需经粉碎和混合;半固体剂型多需经熔化和研匀;液体剂型多需经提取精制。疗效方面以液体、气体剂型为最快,固体剂型较慢。这种分类法在制备、贮藏和运输上有一定指导意义。

(二) 按制法分类

将主要工序采用同样方法制备的剂型列为一类。例如,浸出药剂是将用浸出方法制备的汤剂、合剂、酒剂、酊剂、流浸膏剂与浸膏剂等归纳为一类。无菌制剂是将用灭菌方法或无菌操作法制备的注射剂、滴眼液等列为一类。这种分类法有利于研究制备的共同规律,但归纳不全,而且某些剂型随着科学的发展会改变其制法,故有一定局限性。

(三) 按分散系统分类

(1) 真溶液型:药物以分子或离子状态(直径小于 1 nm)分散于分散介质中所形成的均相分散体系,也称为低分子溶液,如溶液剂、芳香水剂、露剂、甘油剂及部分注射液等。

(2) 胶体溶液型:包括亲水胶体溶液和疏水胶体溶液。前者系指高分子药物(直径 1～100 nm)分散在分散介质中所形成的均相分散体系,也称为高分子溶液,如胶浆剂等;后者系指固体药物的微细粒子分散在水中形成的非均相分散体系,又称为溶胶剂。

(3) 乳浊液型:油类药物或药物的油溶液(直径 0.1～50.0 μm)以液滴状态分散在分散介质中所形成的非均相分散体系,如乳剂、静脉乳剂、部分搽剂等。

(4) 混悬液型:固体药物(直径 0.1～50.0 μm)以微粒状态分散在液体介质中所形成的非均相分散体系,如合剂、洗剂、混悬剂等。

(5) 气体动力型:液体、固体药物分散在气体分散介质中所形成的分散体系,如气雾剂、喷雾剂、粉雾剂等。

(6) 固体分散型:药物以固体形式分散在其他固体介质中所形成的分散体系,如散剂、丸剂、片剂等。

按剂型分散特性分类,便于应用物理化学原理说明各类剂型的特点,但不能反映用药部位与方法对剂型的要求。如注射剂中有溶液型、混悬型、乳浊型及粉针型等,中药汤剂中有真溶液、胶体溶液、乳浊液和混悬液等。

(四) 按给药途径和方法分类

(1) 经胃肠道给药的剂型:系指经口服后进入胃肠道,起局部或经吸收而发挥全身作用的中药剂型,如糖浆剂、煎膏剂、酒剂、散剂、颗粒剂、丸剂、片剂、胶囊剂等。

(2) 不经胃肠道给药的剂型:系指除口服给药途径以外的所有其他剂型,可在给药部位发挥局部作用或被吸收后发挥全身作用。包括:①注射给药剂型,如注射剂(包括肌内注射、静脉注射、皮下注射、皮内注射及穴位注射等);②皮肤给药剂型,如软膏剂、凝胶剂、橡胶膏剂、糊剂、搽剂、洗剂、涂膜剂等;③黏膜给药剂型,如滴眼剂、滴鼻剂、舌下片等;④呼吸道给药剂型,如气雾剂、喷雾剂、粉雾剂等;⑤腔道给药剂型,如用于直肠、阴道、尿道等腔道的栓剂。

此外,还可根据制剂进入人体后的释药行为、作用趋向,将剂型分为速释(如滴丸、分散片)、缓释(如缓释片、缓释胶囊)、控释(如渗透泵片)、靶向(如靶向给药乳剂、毫微型胶囊)制剂等几类。

上述分类方法各有利弊，可根据医疗、生产、科研和教学等方面长期沿用的习惯，结合各种分类法的特点，采用综合分类法。

二、剂型的选择原则

剂型是药物用于临床的最终形式。制剂疗效主要取决于药物本身，但剂型对疗效的发挥也可起到关键性作用，主要表现为对药物释放、吸收的影响。同一种药物，由于剂型不同、辅料不同、制备方法不同及工艺操作的差异，往往会使药物起效时间、持续时间、作用强度、作用部位、副作用及稳定性等出现较大的差异。中药剂型的选择应以临床需要、药物性质、用药对象与剂量等为依据，充分发挥各类剂型的特点，通过文献研究和预试验予以确定。

1. 根据疾病防治的需要选择

病有缓急、证有表里、人有老幼，因此，对于剂型的要求亦各不相同。梁代陶弘景指出："疾有宜服丸者，宜服散者，宜服汤者，宜服酒者，宜服膏煎者，亦兼参用，察病之源，以为其制耳。"根据疾病的特点，如急症用药宜速，可采用汤剂、气雾剂、栓剂、微型灌肠剂、注射剂等；慢性病用药宜和缓、持久，常用丸剂、片剂、内服膏剂、混悬剂或其他长效制剂；皮肤病病灶在表，多用软膏、贴膏、糊剂、涂膜剂、洗剂等外用；某些腔道疾病，如痔疮、瘘管、阴道炎等可以用栓剂、条剂等以局部给药。

2. 根据药物性质选择

中药在药性、药效物质理化性质和药动学特性、剂量等方面所具有的性质，在很大程度上影响着剂型的选择。可结合载药量范围，综合考虑。

（1）根据中药药性特点，选择适宜的剂型，可达到增强药效、降低毒副作用、方便使用的目的。如采用汤剂有助于发挥解表方中药物的辛散之性；以米糊、面糊、曲糊等制丸，溶散缓慢，药物逐步释放，可减弱毒性或刺激性药物的毒副反应；以蜂蜜制丸，加炼蜜制膏等，可改善药物的不良口味，便于服用。

（2）中药药效物质的溶解度、解离度、稳定性等理化性质，在很大程度上影响着中药制剂的疗效。如八味丸治疗糖尿病，用药材粉末制成的丸剂有效，而水提取的浸膏无效，与该丸中主要药味之一山茱萸所含的齐墩果酸、熊果酸在水中不能溶出有关。

（3）中药药效物质在体内的稳定性，以及吸收、分布、代谢、排泄等药动学特性，是影响其疗效的关键因素，应选择适宜的给药途径和剂型。如天花粉蛋白是从天花粉中提取而得的一种结晶物，用于中期妊娠、死胎等的引产，只有经深部肌内注射一定剂量才显效，口服并无引产的药效。又如胰酶遇胃酸易失效，制成肠溶胶囊或肠溶衣片服用，使其在肠内发挥消化淀粉、蛋白质和脂肪的效用。

3. 根据"五"方便的要求选择

即根据便于服用、携带、生产、运输、贮藏等的要求来选择适当的剂型。例如，汤剂味苦量大、服用不便，可将部分汤剂处方改制成颗粒剂、口服液、胶囊剂等，既保持汤剂疗效好的特点，又易于服用；又如儿童用药应尽量做到色美、味佳、量宜、效高，并能多种途径给药。

总之，药物剂型的选择，除了满足医疗、预防和诊断的需要外，同时对药物性质、制剂稳定性、生物利用度、质量控制，以及服用、生产、运输是否方便等均应做全面考虑，确保中药药剂的安全、有效、方便。

第三节　中药药剂学研究

中药制剂是将中医临床提供的有效方药，按中医药的理论观点和临床需要，采用现代科技手段，经特殊加工制成具有特殊形态和内涵的中药制剂，以满足临床需要。即中药新制剂工艺研究是一个认识方药与疗效关系的过程，是一个对有效物质（包括成分的种类、数量、存在形式等）选择和富集的过程，是通过特殊给药形式而控制给药方法及药效发挥的过程，是对中医方药进行提高的过程。

中药药剂学还是一门综合性应用学科，与中医药学和现代医药学两种理论体系中多个学科密切相关，研究涉及中药制剂的各个环节，须运用两学科体系的理论知识和技术手段，指导中药药剂工作。

在这个过程中需要选择恰当的剂型、优化的工艺、适宜的辅料和科学的包装，方能制出好的中药制剂。工艺研究时应对剂型、工艺路线、工艺条件进行全面、系统的筛选。这种筛选是采用试验方法取得实测数据，再经统计处理，择优而定。但试验结果受到筛选方法、被考查因素水平、评价指标、结果判断方法等多种因素影响。

一、中药药剂学的基本指导思想

区别于化学药品，中医药理论是中药药剂学的基本指导思想。中药复方是中医临床用药的主要形式，集中体现了中医的辨证论治思想和整体观念。中医辨证论治，以"方—证—剂对应"为指导思想，"方"是为根据病人整体病情（证）的需要而设，其作用通过"剂"反映出来，"剂"是为了使"方"的临床疗效更佳，两者关系密不可分。

方中各药味间主要有以下四种关系：①产生协同作用以增强临床疗效，这是用药时要充分利用的；②相互拮抗而抵消、削弱原来的功效，如方中药物过分苦寒，为防伤正气配以温热药以克之；③相互作用而能减轻或消除原有毒性或副作用，这在应用剧毒药时必须考虑；④一些本来单用无害的药物，却因相互作用而产生毒性或副作用，这属于配伍禁忌，原则上应不用。

在药味相同的情况下，各药相对剂量的不同，可改变其作用性质。如左金丸由黄连6份、吴茱萸1份组成，具有清泻肝火、降逆止呕的作用；用于肝火犯胃，症见胁肋胀痛、嘈杂吞酸、呕吐口苦、脘痞嗳气、舌红苔黄、脉弦数等，效果良好。此方所对应的证系肝郁化火所致，法以泻心火而平肝木，故重用黄连入心肝胃，清热燥湿、泻火解毒。但因黄连过于苦寒，故配少量吴茱萸，以其辛热之性反佐制黄连之寒；且吴茱萸辛热，能入肝降逆，以使肝胃和调。而调整剂量，由吴茱萸6份、黄连1份组成则为茱连丸，作用大相径庭，为温胃散寒、疏肝止痛之品。可见剂量不同，疗效也不同。

中药药剂学就是研究如何科学地将中药复方制备成适宜的剂型，得到安全、有效的制剂，并指导其合理应用。研究过程是通过采用剂型选择、制备工艺、质量控制及临床应用方法等手段，使复方功效发挥更加充分，并降低毒副作用。这彰显了中医药的特色与优势，使中药药剂学在继承传统中医药精髓的基础上，创新和发展。

在中医药理论的指导下，中药药剂除了采用中药饮片作为原料，还有以下要求：①处方组成应符合中医的辨证论治、理法方药的原则，方中君、臣、佐、使关系应明确；②制剂工艺研究应尽量围绕该方功能主治提取有效成分，除去无关物质，使制成品的作用性质、强度与原方尽可能保持一致；③质量控制应能做到对主要药物定性、定量，提高可控性；④药效学研究要根据功能主治选定指标和方法；⑤临床试验更需应用中医观点设计方案，用中医方法实施，结果也要用中医标准来判断；⑥产品的标签、说明书都应用中医药术语描述，突出中医药特色。

二、中药药剂学的发展支撑

为确保方剂的安全有效，古人采用方证对应、炮制、配伍、剂量、制法、剂型、用法等具体手段，有意识地、系统地对整个治病过程进行控制。而现代科学技术在中药药剂中的广泛应用，也提供了先进可靠的控制手段，保证了中药制剂的质量。

化学分离、分析技术的进步，使人们对中药、方剂所含化学成分有更全面的认识。而现代药理学、毒理学技术，有助于明确中药、方剂的药效及毒性物质基础，阐明作用机理，从而能够以现代科学语言评价中药制剂的安全性和有效性。

中药饮片形式多样、剂量大，难以直接应用于临床，需根据实际情况，提取有效成分，去掉无效成分，减少药物剂量，以便于制剂。现代制药工程将多种先进的提取分离技术引入中药制剂的研究和生产过程中，提供高质量的中间体。根据中间体的性质，结合现代药剂学的研究，各种制剂新技术、新辅料在中药中得到广泛应用，促进了中药速释、缓释、控释、定位给药等现代制剂的研发。更有药物动力学，反映药物在体内的运转特性，可用于阐明中药配伍原理，优化设计中药剂型和给药方法，促进中药制剂的"给药精密化"，为现代中药制剂的设计提供理论依据。此外，现代分析技术在中药有效成分结构解析、中药制剂质量控制、有效成分体内过程分析等领域的广泛应用，促进了中药药剂研究水平的提高。

三、影响中药药剂质量的关键因素

中药药剂的制备工艺是根据临床安全、有效和给药途径的需求，以中药饮片为原料，采用各种前处理和制备技术，制成可供临床使用的中成药的过程。由于中药化学组成复杂，制备工艺将直接影响中药药剂中药效物质的组成、含量、存在状态以药物与辅料的结合方式等，这些因素决定了制剂在药理作用方向、强度、速度和时间等方面的性能，也决定了所得制剂能否真实体现原方剂的疗效。

中药药剂的制备工艺包括制剂前处理和制剂成型两大环节。

中药制剂的前处理是将方中各药味制成可供制剂使用的中间体的过程，主要包括炮制、粉碎、提取、分离、浓缩、干燥等几个环节。通过前处理工艺，可以富集方中药效成分，降低或去除毒性成分，调整药味作用的方向和强度，以符合方剂安全、有效的要求；可以改变物料的外观性状，去除原料中无效杂质，降低药物剂量以符合制剂的要求，最终为制剂工艺提供安全、有效、稳定的半成品。

中药制剂的成型是将制剂原料采用适宜的制剂技术、加入辅料、制成可供临床使用的剂型的过程。

制剂技术是将原辅料制备成某剂型过程中所采用的制剂手段和方法，可根据原料性质、剂量、剂型、制剂药剂学性能等方面的具体要求而进行选择。例如：片剂、胶囊剂等固体制剂，可采用混合、制粒、包衣等技术；乳膏剂等半固体制剂，可采用乳化、研和、熔和等技术；口服液等液体制剂，可采用配制、增溶、助溶、滤过等技术；气雾剂为气体制剂，则采用了气体灌装技术等。

辅料为制剂中除主药外一切物质的总称，严格地说，它不属药物，但却是制剂的组成部分。中药制剂的辅料不仅是原料药物制剂成型的物质基础，还与制剂工艺过程的难易、药品的质量、稳定性与安全性、给药途径、作用方式与释药速度、临床疗效，以及新剂型、新药品的开发密切相关。根据剂型和临床要求的不同，辅料可分为两大类。一是赋形剂，赋予制剂以一定的形态与结构；二是附加剂，用以保持药物与剂型的质量稳定。因此，必须要使用一定量的恰当的辅料，药物方可制成一定的形式、规格，才能达到合格的质量要求，而具特定的疗效。例如，银翘散是治疗温病初起之各种病证的良方，不论制成汤剂、水丸剂皆需用水；水在前者中为溶媒，后者中为润湿剂；此方用蜜水、稀糊也可成丸，但制成品崩解缓慢、显效迟、不利治疗。中药制剂使用辅料有两个特点：一是"药辅合一"，即方中某味药既是主药，也起到辅料的作用，如粉性强的白芷、葛根常兼有稀释剂的作用；二是将辅料作为处方的一味药使用，具有一定功效，如蜂蜜。在选用中药制剂辅料时，应注重"辅料与药效相结合"。

四、中药药剂学的重要研究对象

剂型不同，其载药量、释放药物成分的条件、数量、方式皆不一致，在体内运转过程亦不同。剂型是影响中药制剂释药方式、释药速度、起效时间、作用强度及质量稳定性的主要因素，与制剂的安全与疗效直接相关，是中药药剂的重要研究对象。①剂型影响药物的作用性质。比如枳实煎剂行气宽中、消食化痰，而制成枳实注射液，则具有升压、抗休克的作用。②剂型影响中药制剂的作用速度。单从剂型而言，同一处方的不同剂型的作用速度一般按下列顺序由快到慢：注射液 > 口服液 > 散剂 > 片剂 > 包衣片剂。③剂型影响中药制剂的作用强度。同一处方的不同剂型给药后产生的药效作用强度和时间存在明显差异，如口服制剂有效成分经过肝脏代谢，将有一部分损失，而静脉注射的药物则直接进入血液，这些都造成不同剂型的生物利用度存在较大差异，因而制剂的作用强度明显不同。④剂型影响药物的毒副作用。如氨茶碱治疗哮喘病效果很好，但有引起心跳加快的毒副作用，若改成栓剂则可消除这种毒副作用。⑤剂型影响药物的体内分布。如具有微粒结构的脂质体，在体内能被网状内皮系统的巨噬细胞所吞噬，使药物在肝、脾等器官浓集性分布，而发挥靶向作用。⑥剂型影响中药制剂的稳定性。剂型与药物的物理性状、成分间作用、成分含量、抗微生物侵蚀能力等都密切相关，这些都是决定制剂稳定性的关键因素。因此，剂型对药物的稳定性有较大的影响，是决定中药制剂有效期的重要因素。

五、中药药剂的检验与评价

中药药剂的安全性、有效性是其质量的核心，也是临床使用所必须确保的最终目标。质量控制是确保中药药剂安全、有效的一项重要手段，在指导药品生产、销售和使用等方面具有非常重要的意义。中药药剂质量控制的方法，主要包括性状、检查、鉴别、含量测定等内容。中药药剂的稳定性是其质量优劣的一个重要标志，是临床用药安全有效的重要保证。采用各种分析测试技术，运用化学动力学的基本原理，研究药物化学反应速度，测算制剂的有效期，可以为中药制剂的合理使用提供科学依据。

对于新开发的中药药剂，根据具体病证，采用适宜的药理学方法评价其在动物体内的药效和毒性。之后，可按照相关要求进行临床试验，筛选确定最佳给药方案，并针对临床试验中出现的一些问题进行改进，进一步确保制剂用于人体的安全性和有效性。

另外，可通过对中药药剂的体外溶出度、体内药物动力学及生物利用度的研究，阐明中药有效成分的分布特点、被机体利用的程度和速度、量－效或量－时关系及其与药效或毒理反应间的关系等，明确影响制剂生理效应的各种生物因素、药物因素及剂型因素，为阐明中医药理论、优选剂型、改进工艺、正确评价制剂质量、正确评价用药合理性、确保用药安全有效提供依据。

 第四节　中药制剂实例

例一：金银花露

【处方】金银花 62.5 g。

【制法】取金银花，用水蒸气蒸馏，收集蒸馏液约 1 000 mL，取蒸馏液，调节 pH 至约 4.5，加矫味剂适量，滤过，制成 1 000 mL；灌封、灭菌，或灭菌、灌封，即得。

【功能与主治】清热解毒。用于小儿痱毒，暑热口渴。

【用法与用量】口服，一次 60～120 mL，一日 2～3 次。

注：（1）露剂系指含挥发性成分的饮片用水蒸气蒸馏法制成的芳香水剂。

（2）本品为无色至淡黄色的透明液体；气芳香，味微甜或甜。

（3）pH 应为 3.5～5.5。

（4）应符合《中国药典》制剂通则露剂项下有关的各项规定。

例二：十滴水

【处方】樟脑 25 g、干姜 25 g、大黄 20g、小茴香 10g、肉桂 10g、辣椒 5 g、桉油 12.5mL。

【制法】以上 7 味，除樟脑和桉油外，其余干姜等五味混合粉碎成粗粉，照渗漉法用 70% 乙醇作溶剂，浸渍 24 h 后，进行滤漉，收集渗滤液约 750 mL，加入樟脑及桉油，搅拌，使完全溶解，再继续收集渗滤液，使成 1 000 mL，搅匀，即得。

【功能与主治】健胃、祛暑。用于因中暑引起的头晕、恶心、腹痛、胃肠不适。

【用法与用量】口服，一次 2～5mL，儿童酌减。

【注意】孕妇忌服。

注：（1）本品为酊剂。酊剂系指将原料药物用规定浓度的乙醇提取或溶解而制成的澄清液体制剂，也可用流浸膏稀释制成。

（2）本品为棕红色至棕褐色的澄清液体；气芳香，味辛辣。

（3）薄层色谱法鉴别大黄。

（4）乙醇量：应为 60%～70%。

（5）总固体：精密量取本品 10 mL，置已干燥至恒重的蒸发皿中，置水浴上蒸干，在 105 ℃干燥 3 h，置干燥器中冷却 30 min，迅速精密称定重量。遗留残渣不得少于 0.12 g。

（6）相对密度：应为 0.87～0.92。

（7）应符合《中国药典》制剂通则酊剂项下有关的各项规定。

例三：养阴清肺膏

【处方】地黄 100 g、麦冬 60 g、玄参 80 g、川贝母 40 g、白芍 40 g、牡丹皮 40 g、薄荷 25 g、甘草 20 g。

【制法】以上 8 味，川贝母照渗漉法用 70% 乙醇作溶剂，浸渍 18 h 后，以每分钟1～3mL 的速度缓缓渗漉，俟可溶性成分完全漉出，收集渗滤液，回收乙醇；牡丹皮与薄荷分别用水蒸气蒸馏，收集蒸馏液，分取挥发性成分另器保存；药渣与其余地黄等五味加水煎煮 2 次，每次 2 h，合并煎液，静置，滤过，滤液与川贝提取液合并，浓缩至适量，加炼蜜 500 g，混匀，滤过，滤液浓缩至规定的相对密度，放冷，加入上述牡丹皮等挥发性成分，混匀，即得。

【功能与主治】养阴润肺、清肺利咽。用于阴虚肺燥、咽喉干痛、干咳少痰或痰中带血。

【用法与用量】口服，一次 10～20 mL，一日 2～3 次。

注：（1）本品为煎膏剂（膏滋）。煎膏剂系指饮片用水煎煮，取煎煮液浓缩，加炼蜜或糖（或转化糖）制成的半流体制剂。

（2）本品为棕褐色稠厚的半流体；气香，味甜，有清凉感。

（3）薄层色谱法鉴别牡丹皮、芍药、玄参；气相色谱法鉴别薄荷。

（4）相对密度：应不低于 1.37。

（5）应符合《中国药典》制剂通则煎膏剂项下有关的各项规定。

（6）有些煎膏剂在贮藏一定的时间后，常有糖的结晶析出，俗称"返砂"。返砂的原因与煎膏剂所含总糖量和转化糖量有关，一般控制总糖量在 85% 以下、转化率在40%～50%。蔗糖在酸性或高温条件下转化时，果糖的损失较葡萄糖大，为防止在收膏时蔗糖的进一步转化和果糖的损失，应尽量缩短加热时间，降低加热温度，适当调高 pH。

例四：六味地黄丸

【处方】熟地黄 160 g、酒萸肉 80 g、牡丹皮 60 g、山药 80 g、茯苓 60 g、泽泻 60 g。

【制法】以上 6 味，粉碎成细粉，过筛，混匀。每 100 g 粉末加炼蜜 35～50 g 与适量的水，制丸，干燥，制成水蜜丸，即得。

【功能与主治】滋阴补肾。用于肾阴亏损、头晕耳鸣、腰膝酸软、骨蒸潮热、盗汗遗精、消渴。

【用法与用量】口服，一次 6 g，一日 2 次。

注：（1）本品属于丸剂，为水蜜丸。水蜜丸系指饮片细粉以炼蜜和水为黏合剂制成的丸剂。

（2）本品为棕黑色的水蜜丸；味甜而酸。

（3）显微镜鉴别山药、茯苓、熟地黄、牡丹皮、酒萸肉、泽泻；薄层色谱法鉴别酒萸肉、牡丹皮、泽泻。高效液相色谱法测定酒萸肉和牡丹皮，本品含酒萸肉以莫诺苷和马钱苷的总量计，每克不得少于 0.75 mg；含牡丹皮以丹皮酚计，每 1 g 不得少于 1.05 mg。

（4）熟地黄和酒萸肉因黏性大很难单独粉碎，可采用串料粉碎；全方药粉黏性适中，采用炼蜜即可制丸。

例五：感冒清热颗粒

【处方】荆芥穗200 g、薄荷 60 g、防风100 g、柴胡100 g、紫苏叶 60 g、葛根100 g、桔梗 60 g、苦杏仁 80 g、苦地丁 200 g、芦根 160 g、白芷 60 g。

【制法】以上 11 味，取荆芥穗、薄荷、紫苏叶提取挥发油，蒸馏后的水溶液另器收集；药渣与其余防风等八味，加水煎煮二次，每次 1.5 h，合并煎液，滤过，滤液与上述水液合并，合并液浓缩成相对密度 1.32～1.35（50 ℃）的清膏。取清膏，加蔗糖、糊精及乙醇适量，制成颗粒，干燥，加入上述挥发油，混匀，制成 1 600 g；或取清膏，加入辅料适量，混匀，制成无糖颗粒，干燥，加入上述挥发油，混匀，制成800 g（无蔗糖）；或将上述合并液浓缩成相对密度为 1.08～1.10（55 ℃）的药液，喷雾干燥，制成干膏粉，取干膏粉，加乳糖适量，混合，加入上述挥发油，混匀，制成颗粒 400 g，即得（含乳糖）。

【性状】本品为棕黄色的颗粒，味甜、微苦；或为棕褐色的颗粒，味微苦（无蔗糖或含乳糖）。

【功能与主治】疏风散寒、解表清热。用于风寒感冒、头痛发热、恶寒身痛、鼻流清涕、咳嗽咽干。

【用法与用量】开水冲服，一次 1 袋，一日 2 次。

注：（1）本品为颗粒剂。颗粒剂系指原料药物与适宜的辅料混合制成具有一定粒度的干燥颗粒状制剂。本品每袋装：①12 g；②6 g（无蔗糖）；③3 g（含乳糖）。

（2）薄层色谱法鉴别荆芥穗、白芷、防风、柴胡、葛根、桔梗、苦地丁；高效液相色谱法测定葛根，本品每袋含葛根以葛根素计，不得少于 10.0 mg。

（3）考虑到荆芥穗、薄荷、紫苏叶 3 味中药含有较多挥发油，其他药物均含有水溶性药效成分，因此采取双提法，既防止挥发油由于水煎而丢失，又使水溶性成分得以保留。诸药挥发油密度均小于 1.0，可用共蒸馏法提取挥发油。

（4）采用喷雾干燥技术替代传统干燥技术快速制得药物干膏粉，可减少成分破坏和辅料用量，进而减少药物服用剂量。也可考虑采用一步制粒技术，制粒和干燥一次完成，缩短了生产周期，提高了生产效率。

（5）本方工艺中，挥发油在浸膏制成后喷入，易造成挥发油分布不均。常温下油易挥散，且易氧化变质。故可采用环糊精包合技术包埋荆芥穗、薄荷、紫苏叶挥发油，以保证其稳定性。

（6）采用对病人血糖无影响的辅料适用于特种人群如糖尿病病人、肥胖病病人的治疗。

例六：红升丹

【**处方**】水银 30 g、白矾 30 g、火硝 30 g。

【**制法**】采用升法制备。

1）配料：按处方量准确称取药料，除水银外，其他均需粉碎成粗粉。

2）坐胎：可分为冷胎法和热胎法，操作时可任取一种。

（1）冷胎法：先将火硝、明矾粗粉置于研钵内，加入水银共研至混合均匀，以不见水银珠为度，铺于锅底，用瓷碗（或硬质烧杯）覆盖，碗口与锅要严密吻合。或将火硝、明矾的粗粉混匀，放锅中央摊平，再将水银均匀洒布在药料上面，覆盖瓷碗。

（2）热胎法：将火硝、明矾置于研钵内研细，移入锅中央摊平，微火加热至有水逸出，待其表面呈现蜂窝状时，将锅取下，放冷，再将水银均匀洒布于表面（或采用竹签穿若干小孔，将水银注入孔中）。然后用瓷碗覆盖。

3）封口：盖碗后要及时封口。取约 4 cm 宽的牛皮纸条用盐水润湿后，将锅与碗接触处的缝隙封 2～3 层，以严密为准。再将盐泥涂于纸上约 6 cm 厚，按平压紧，涂严无隙，再用干沙埋至碗的 2/3 部位，使与锅口齐平。碗底放大米数粒，以观察火候，其上可压重物以避免烧炼时因气体作用而浮动。

4）烧炼：升丹装置完毕，移置火焰上加热。先用文火烧炼约 1 h 后，再逐渐加大火力，以武火烧炼至大米呈老黄色，再以文火继续烧炼至大米呈黑色，共需烧炼 5～10 h，即停火放冷。

5）收丹：将丹锅自然冷却后，轻轻除去封口物，将碗小心取出，刮下碗内壁的红色升华物即为丹药。

6）去火毒：丹药在密闭条件下经高温炼制，其中杂质甚多，临床使用时有副作用。为了纠正此缺点，习惯上采用去火毒的方法进行处理。目的是去除丹剂炼制过程中产生的杂质，减少副作用。常用的方法有以下几种，操作时采用其中一种即可。

（1）将丹药用细布包扎好，投入沸水中煮 4 h，取出沥干水分，低温干燥，研细备用。

（2）将丹药以盘、碗装好入甑内，蒸 6 h，取出低温干燥，研细备用。

（3）将丹药用油纸或细布包好，置潮湿地上，露放三昼夜，再低温干燥，研细备用。在水中微溶的丹剂，宜用露置法去火毒。

【**质量检查**】

（1）性状：本品为橙红色片状或粉状结晶，体重、质硬、性脆、无臭；遇光颜色逐渐变深，片状者为佳。

（2）鉴别：取本品约 0.5 g，加水 10 mL，摇匀，缓缓滴加适量的盐酸溶解后，溶液呈汞盐的鉴别反应。

（3）检查：亚汞化合物，取本品约 0.5 g，加稀盐酸 25 mL，溶解后，溶液只许显微浊。

（4）氯化物：取本品约 0.5 g，依法检查［《中国药典》2020 版（四部）"0801 氯化物检查法"］。如显浑浊，与标准氯化钠溶液 3 mL 制成的对照液比较，不得更浓（0.006%）。

（5）含量测定：本品按干燥品计算，含氧化汞不得少于 99.0%。

【功能与主治】拔毒、除脓、去腐、生肌。用于痈疽疔疮、梅毒下疳、一切恶疮，症见肉暗紫黑、腐肉不去、窦道瘘管、脓水淋漓、久不收口。现代药理研究表明，红升丹是一种有效的杀菌剂，并具有沉淀蛋白质、使局部组织中蛋白质形成不溶性的变性蛋白盐沉淀而起收敛等作用。

【用法与用量】外用适量，研极细粉单用或与其他药物配成散剂或制成药捻使用。本品有毒，只可外用，不可内服。外用亦不宜大量持久使用。或遵医嘱使用。

注：（1）本品的主要成分为氧化汞（HgO）；属于丹药（丹剂）。丹药系指用汞及某些矿物药，在高温条件下炼制而成的不同结晶性状的无机化合物，主要应用于中医外科。

（2）炼制升丹残存锅底的残渣叫升底。其主要成分为硫酸铝、硫酸钾等，可作为牲畜皮肤病的治疗药。如若弃之，需经处理，以免污染环境。

（3）本品制得物有粉末状和片状两种。习称厚片者为精红粉，粉末状者为红粉。

（4）传统的炭火烧炼法温度难以控制，可采用带有温度自动控制仪的电炉控制加热，温度由 200 ℃升至 800 ℃，约 16 h 即可炼成红升丹。

思考题

（1）什么是中药药剂学？
（2）制剂、方剂与成药之间有什么关系？
（3）中药制剂所用辅料的特点是什么？
（4）试述药物剂型的重要性。
（5）近几年来中药药剂学的研究进展主要有哪些？

参考文献

［1］杨明．中药药剂学［M］．4 版．北京：中国中医药出版社，2016.

［2］杨志欣，王锐．中药药剂学实验［M］．北京：中国中医药出版社，2016.

［3］国家药典委员会．中华人民共和国药典 2020 年版（一部）［M］．北京：中国医药科技出版社，2020.

［4］国家药典委员会．中华人民共和国药典 2020 年版（四部）［M］．北京：中国医药科技出版社，2020.

［5］国家药典委员会．中华人民共和国药典临床用药须知 2015 年版（中药成方制剂卷）［M］．北京：中国医药科技出版社，2017.

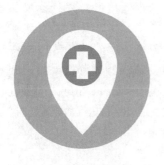

第八章 | 中药质量控制

关键词

中药分析　质量标准　中国药典　现代分析方法　药品质量管理规范

内容提要

中药的质量控制历史上主要依靠从业人员的经验和感官来判断，近半个世纪以来主要通过制订质量标准进行质量分析来实现。质量标准的内容主要利用现代分析方法来建立，但也不是一成不变，随着研究的深入需要不断完善和发展。《中国药典》是国家制定的药品质量标准的集合，所有药品必须符合药典中标准的规定才为合格，药典具有法律约束力。国家还在管理上制定了GAP、GMP等一系列药品质量管理规范；成立专门的药品监督与检验机构——各级的药品监督管理局及药品检验所，对药品从研究阶段开始一直到临床应用进行监督管理。药品检验机构依据药品质量标准规定的分析方法对药品质量进行检验，分析方法包括色谱法和光谱法等一些现代分析技术。总之，进行中药的质量控制是保证中药安全有效的重要前提，在中药的发展和应用中起到重要作用。

 第一节　中药质量控制的意义与发展

一、中药质量控制的意义

中医药学是中华民族长期与疾病斗争过程中积累的宝贵财富，它是以临床实践经验和中医药理论为主体，研究人类生命活动中健康与疾病转化规律及疾病预防、诊断、治疗、康复和保健的综合性学科。

中医药在数千年的发展历史中，逐步形成并建立了独特和完整的医药学理论体系，从各时期的医药典籍中可以了解到当时医药理论与技术的发展。经过历代中医药学家的不懈努力，中药的品种日益增多，相关的认识也不断完善。

中药的质量分析与评价是中医药的重要组成部分，在中医药发展的漫长过程中，中药质量分析一直是在不断发展和逐渐进步的。早期由于科技水平的限制，评价的方法主要依赖感观和经验，缺乏量化的指标。自20世纪50年代，随着现代分析技术的发展，中药的质量问题逐渐引起重视，先后整理和制定了以《中国药典》（*Chinese pharmacopoeia*，ChP）为代表的中药质量标准，将质量管理纳入了法制化和规范化的轨道。

《中国药典》非常重视采用现代分析技术和方法控制中药材和中药制剂的质量。高效液相色谱法（HPLC）或气相色谱法（GC）的应用已经非常普及，薄层色谱法（TLC）用于鉴别亦是如此；此外，指纹图谱或特征图谱技术也越来越多地用于质量控制。《中国药典》2010年版开始将对中药安全性问题的重视提到了前所未有的高度，对中药注射剂增加重金属和有害元素限度标准、对用药时间长及儿童常用的品种增加重金属和有害元素检查、对易霉变的桃仁和杏仁等中药新增黄曲霉素检测；并在《中国药典》2015年版、2020年版中进一步加强安全性的要求。总之，我国中药的质量标准体系在不断完善，临床用药的安全保障在不断加强。

二、中药分析的发展历史及与其他学科的联系

中药及其制剂质量的优劣不但直接影响预防和治疗疾病的效果，而且密切关系到人民的身体健康与生命安全。为了保证用药的安全合理和有效，在中药的生产、研发、储存、供应及临床使用过程中，都应进行严格的分析检验，以全面控制中药及其制剂的质量。

中药分析是以中医药理论为指导，运用现代分析技术和方法，研究中药及其制剂质量的一门应用性学科，是中药学科领域中一个重要的组成部分。

中药分析是一门新兴学科，起步较晚，基础研究薄弱，且由于中药制剂的整体性和复杂性，以及分析技术的局限性使得中药原料及制剂检验工作发展滞后于制剂的生产和使用，无法全面反映中药的质量。之前相当长一段时期，中药制剂的质量控制多用固定处方组成、严格制备工艺、配合感官经验鉴别的基本方法，缺乏量化科学的指标，很难对中药及制剂的内在质量加以评价和控制。故有"丸散膏丹，神仙难辨"之说。

20世纪70年代以来，随着紫外、红外等光谱技术及薄层色谱、气相色谱、高效液相色谱等色谱技术在中药的检验和生产过程控制中的应用，逐渐形成了以中药制剂中某味药的某种"有效成分"或"指标成分"为对象，建立相应的色谱法和光谱法为主的含量测定模式和方法，这种分析模式的普及和推广及其逐步的提高和改进，使千百年来中药质量的评价由依靠眼看、手摸、口尝、鼻闻等经验判断阶段进入到依靠现代的定性定量分析方法的仪器控制阶段，使得中药的质量控制水平不断提高。这在一定程度上实现了中药制剂质量的稳定、可控，为生产企业和质量控制部门检验产品的一致性和真伪优劣提供了依据。

但是，以检测"有效成分"或"指标成分"为目标的质量控制模式也存在明显的缺陷。首先，某些指标成分的选择不具有专属性，且与其功效不一定有直接的相关性，以此评价药品的质量有失客观。其次，中药复方制剂一般由多味药组成，具有非常复杂的化学成分和综合治疗作用，只对中药复方制剂中单味药的个别成分进行定性定量分析，难以评价整个复方的疗效和质量，也无法说清有效物质与疗效之间的关系，只能在一定程度上反映工艺的稳定情况、不同批次的差别情况。

一个理想的中药质量标准应该能够说明质量与疗效或者说被测对象与疗效的关系。研究中药的有效物质并对其进行质量控制，才可以保证中药的有效性、可靠性和稳定性。因此，现行的分析模式和方法仍需要不断改进和提高。近年来，中药分析朝着仪器化、自动化、快速化和微量化方向发展，检测成分也朝着多指标的方向发展。

中药分析是在分析化学、中药化学、中药药剂学，以及其他相关课程的基础上开设的专业课。学习中药分析应综合运用以往所学的有关基础知识，研究控制中药内在质量的规律和方法，使质量控制的方法更科学、更合理，进而保证临床用药的安全有效。

三、中药分析的特点

中药作为多组分复杂体系，其质量控制一直是研究的重点和难点，也是目前制约中药走向世界的瓶颈之一。与化学药相比，中药分析具有以下特点。

（一）以中医药理论为指导，评价中药质量的整体性

中药分析应以中医药理论为指导原则进行中药的全面质量评价。中医视人体为一个统一的整体，整体观是中医药理论体系中的重要概念。从中药的药性理论到组方的"君臣佐使"均体现了中医的整体观和辨证施治的指导原则。单纯模仿化学药品的分析模式，选择个别有效成分或指标成分或方剂中的某一药味进行质量控制，并不符合中医用药理论，因此，在中药分析中要运用整体观原则对中药的化学成分进行定性定量研究，结合中药药性理论，发展更加客观、全面和先进的分析方法。《中国药典》2020年版已经对中药质量标准进行了较大的修订和提高，逐步由单一成分的定性、定量转向了多成分或指纹图谱的整体质量控制模式。

（二）中药化学成分具复杂性，药效成分非单一性

中药化学成分众多，少数已知，多数未知，化学性质差异大，单味药就含有几十甚至上百种成分，而由几味或几十味中药组成的复方其成分就更为复杂，有些化学成分还会相互影响。中药化学成分的多样性和复杂性使得中药分析的难度大大增加，需要对样品进行繁杂的分离纯化等前处理过程，以尽量保留待测成分而排除干扰成分。

此外，尽管大多数中药的有效成分及药理作用机制并不明确，但可以肯定的是，中药的药效是由其中多种化学成分共同作用的结果，因此，在进行中药分析时应尽可能全面地反映多种药效成分的整体作用。

（三）中药材质量具变异性

中药材品种繁多，来源复杂，即使同一品种，由于产地、生态环境、栽培技术、采收期、加工方法等不同，其质量也会有差别，如不同产地的金银花中的绿原酸含量范围为1.8%～6.0%，不同产地的黄芩中的黄芩苷含量范围为6%～14%；不同采收期药材的相同成分含量也不同，如11、12月采收的丹参中的丹参酮含量最高；不同药用部位也存在差异，如人参皂苷在人参周皮、木质部和韧皮部中的含量也显著不同。此外，各种化学成分在中药中的含量相差悬殊，有的含量达80%以上，如五倍子中的鞣质；有的含量极微，如长春花中的长春碱，含量仅百万分之三。这些都给中药的提取、分离、检测带来了一定困难。

（四）中药炮制、制剂工艺及辅料具多样性，杂质来源途径多

中药炮制及制剂工艺会对所含成分产生影响，很多在单味中药新鲜品中存在的化学成分，经过炮制或制剂工艺等加热处理后已不复存在，有些产生了新的化合物，有的则因挥发、分解、成盐（沉淀）反应等增加了中药制剂分析的难度。例如，当采用常压浓缩、减压浓缩、逆浸透喷雾法制备三黄泻心汤干浸膏时，其有效成分的含量会出现较大差异，减压浓缩得到的干浸膏中，大黄酸葡萄糖苷的含量略高于常压浓缩方法，而采用逆浸透喷雾法，大黄酸葡萄糖苷的含量较常压浓缩法高出1倍多。

中药剂型种类很多，所用辅料多种多样，如蜜丸中的蜂蜜，锭剂中的糯米粉，胶剂中的豆油、黄酒、冰糖等，在进行中药制剂的鉴别和检测中，需要针对不同的剂型，选择合适的方法，排除辅料的干扰。另外，中药所含杂质的来源具有多途径性，包括药材的非药用部位、泥沙、重金属、残留农药，因包装、储存不当发生霉变、虫蛀等产生的杂质，洗涤原料的水质二次污染等混入杂质，等等。

第二节　中药质量标准

一、药典的基本知识

药品质量标准是国家对药品质量规格及检验方法所作的技术规定，是药品生产、供应、使用、检验和监督管理部门共同遵循的法定依据。《药品管理法》规定药品必须符合国家的药品质量标准，凡药品不符合质量标准规定的均不得出厂、不得销售、不得使用。这体现了国家药品标准具有法定性和强制性的特征。我国现行的国家药品标准包括《中华人民共和国药典》和局（部）颁标准。药典收录的品种是工艺稳定、临床必须、质量可控的药品；部颁标准和局颁标准收录的是临床需要或者小品种、质量控制手段目前不是很完善的药品。二者均由国家药典委员会负责制定和修订，并由国家药品监督管理局（National Medical Products Administration，NMPA）颁布实施。部颁标准全称为《中华人民共和国卫生部药品标准　中药成方制剂》，共 20 册，后又颁发新药转正标准。国家药品监督管理局成立后，药品监管职能由卫生部药政局转药品监督管理局，之后相应颁布的药品标准简称由"部颁"改为"局颁"。这只是名称上的变动，标准的国家地位不变。

《中华人民共和国药典》简称《中国药典》，英文版名称为 *Chinese Pharmacopoeia*（ChP），通常在名称后以年份标注版次，若未注明版次，均指现行版。《中国药典》由国家药典委员会（China Pharmacopoeia Committee，CPC）负责编制和修订，由国家药品监督管理局颁布实施。

中华人民共和国成立以来曾先后出版发行 11 版药典，即《中国药典》1953、1963、1977、1985、1990、1995、2000、2005、2010、2015 和 2020 年版。《中国药典》1953 年版共一部；1963 年版开始分为一、二两部，各有凡例和有关的附录，一部收载中医常用的中药材和中药成方制剂，二部收载化学药品。1985 年版开始出版英文版 *Chinese Pharmacopoeia*（1985），同时还出版有《药典注释》（1985 年版二部）。从 1990 年版起，一部出版有《药典注释》《中药彩色图集》《中药薄层色谱彩色图集》和《中国药品通用名称》等配套标准和参考书。2000 年版的中文版与英文版同步出版。2005 年版将《中国生物制品规程》并入药典，设为药典三部。2010 年版由一部、二部、三部及其增补本组成，分别收载"中药""化学药"和"生物制品"，它们具有共同的基本内容："凡例""正文""附录"和"索引"四部分。2015 年版分为四部，收载品种总数达到 5 608 个，比 2010 年版药典新增 1 082 个。2015 年版的一个重要变化为将一部、二部、三部的附录进行了整合，增设为药典第四部，使得《中国药典》分类更加清晰明确。

《中国药典》2015 年版无论是在药典品种收载、标准增修订幅度、检验方法完善、检测限度设定，还是在标准体系的系统完善、质控水平的整体提升都上了一个新的台阶。主要表现如下：

（1）收载品种增幅达到 27.4%。比 2010 年版药典增加 1 000 多个，修订品种 750 多个。

（2）通过药典凡例、通则、总论的全面增修订，从整体上进一步提升了对药品质量控制的要求，完善了药典标准的技术规定，使药典标准更加系统化、规范化。

（3）健全了药品标准体系。新增相关指导原则；在归纳、验证和规范的基础上实现了《中国药典》各部共性检测方法的协调统一。

（4）2015 年版中国药典附录（通则）、辅料独立成卷，构成《中国药典》四部的主要内容。

（5）药用辅料品种收载数量从 132 个显著增加至 270 个，增加幅度很大。

（6）安全性控制项目大幅提升。对于中药：制订了中药材及饮片中二氧化硫残留量限度标准，推进建立和完善重金属及有害元素、黄曲霉毒素、农药残留量等物质的检测限度标准；加强对重金属及中药材的有毒有害物质的控制等。化学药：有关物质加强了杂质定性和定量测定方法的研究，实现对已知杂质和未知杂质的区别控制，优化抗生素聚合物测定方法，设定合理的控制限度，整体上进一步提高有关物质项目的科学性和合理性等。生物制品：增加相关总论的要求，严格生物制品全过程质量控制要求，以保证产品的安全性和有效性，同时增订"生物制品生产用原辅材料质量控制通用性技术要求"，加强源头控制，最大限度降低安全性风险等。

（7）进一步加强有效性控制。中药材加强了专属性鉴别和含量测定项设定。化学药适当增加了控释制剂有效性的指标，研究建立科学合理的检查方法。生物制品进一步提高效力测定检测方法的规范性，加强体外法替代体内法效力测定方法的研究与应用，保证效力测定方法的准确性和可操作性。

2020 年 7 月，《中国药典》2020 年版正式颁布，并于 2020 年 12 月 30 日起正式实施。《中国药典》2020 年版收载品种总数达到 5 911 种。其中，新增 319 种，修订 3 177 种、不再收载 10 种、品种调整合并 4 种。一部中药收载 2 711 种。与《中国药典》2015 年版收载品种相比，总数增长 5.4%，中药增长 4.3%。除了稳步推进药典品种收载，《中国药典》2020 年版还具有扩大先进成熟分析技术的应用、完善有效性控制要求、提升安全性控制要求等特点。如在中药安全性控制方面，加强对中药材（饮片）33 种禁用药残留的控制；加强对中药材（饮片）真菌毒素的控制；完善《中药有害残留物限量制定指导原则》；加强中药内源性毒性成分药材的质量控制等。

除《中国药典》以外，世界许多国家及地区出版有本国的或区域性药典，主要有美国药典（*United State Pharmacopeia*，USP）、英国药典（*British Pharmacopoeia*，BP）、日本药局方（*Japanese Pharmacopoeia*，JP），以及欧洲药典（*European Pharmacopoeia*，EP）和国际药典（*The International Pharmacopoeia*，Ph. Int）。

二、中国药典的结构与内容

《中国药典》现行版为 2020 版，分为四部：一部收载药材和饮片、植物油脂和提取物、成方制剂和单味制剂等；二部收载化学药品、抗生素、生化药品及放射性药品等；三部收载生物制品；四部收载通则，包括：制剂通则、通用检测方法通则、指导原则、试剂与标准物质、疫苗、血清、生物技术产品、血液制品、诊断试剂、药用辅料、药包材等。具有共同的基本内容："凡例""正文"和"索引"三部分。以一部为例，分叙如下。

（1）凡例。"凡例"是正确使用药典进行药品质量检定的基本原则，是对药典正文及与质量检定有关的共性问题的统一规定，是药典的重要组成部分。"凡例"包括：①名称与编排；②项目与要求；③检验方法和限度；④对照品、对照药材、对照提取物、标准品；⑤计量；⑥精确度；⑦试药、试液、指示剂；⑧动物试验；⑨说明书、包装、标签等。

"凡例"中的各项条款，除了说明"正文品种"各药品名称及其项下记载的内容与编排形式外，并将与正文品种、附录及质量检验有关的共性问题加以规定，即与各品种质量有关的项目与要求、所采用的名词术语及计量单位的名称和单位符号，以及与各项检验有关的要求说明等用条文加以明确规定，以避免在全书中重复说明。

（2）正文。"正文"是药典的主体部分，记载其所收载的品种及其质量标准。其收载的品种按中文药品名称笔画顺序排列，同笔画数的字按起笔笔形"一丨丿、乛"的顺序排列；单方制剂排在其原料药后面；药用辅料集中编排。

各品种项下规定了该品种的质量要求项目及其试验方法与限度要求，其内涵主要体现药品的质量可控性、安全性和有效性三方面。根据品种和剂型的不同，中药成方制剂按顺序分别列有名称（包括中文名与汉语拼音）、处方、制法等项目。以下以"双黄连口服液"为例介绍标准正文的内容。

双黄连口服液
Shuanghuanglian Koufuye

【处方】金银花 375 g、黄芩 375 g、连翘 750 g。

【制法】以上三味，黄芩加水煎煮三次，第一次 2 h，第二、三次各 1 h，合并煎液，滤过，滤液浓缩并在 80 ℃时加入 2mol/L 盐酸溶液适量调节 pH 至 1.0～2.0，保温 1 h，静置 12 h，滤过，沉淀加 6～8 倍量水，用 40% 氢氧化钠溶液调节 pH 至 7.0，再加等量乙醇，搅拌使溶解，滤过，滤液用 2mol/L 盐酸溶液调节 pH 至 2.0，60 ℃保温 30 min，静置 12 h，滤过，沉淀用乙醇洗至 pH 为 7.0，回收乙醇备用；金银花、连翘加水温浸 30 min 后，煎煮二次，每次 1.5 h，合并煎液，滤过，滤液浓缩至相对密度为 1.20～1.25（70～80 ℃）的清膏，冷至 40 ℃时缓缓加入乙醇，使含醇量达 75%，充分搅拌，静置 12h，滤取上清液，残渣加 75% 乙醇适量，搅匀，静置 12h，滤过，合并乙醇液，回收乙醇至无醇味；加入上述黄芩提取物，并加水适量，以 40% 氢氧化钠溶液调节 pH 至 7.0，搅匀，冷藏（4～8 ℃）72 h，滤过，滤液加入蔗糖 300 g，搅拌使溶解，或再加入香精适量，调节 pH 至 7.0，加水制成 1 000 mL［规格（1）、规格（2）］或 500 mL［规格（3）］，搅匀，静置 12 h，滤过，灌装，灭菌，即得。

【性状】本品为棕红色的澄清液体，味甜、微苦［规格（1）、规格（2）］；或为深棕色的澄清液体，味苦、微甜［规格（3）］。

【鉴别】（1）取本品 1 mL，加 75% 乙醇溶液 5 mL，摇匀，作为供试品溶液。另取黄芩苷对照品、绿原酸对照品，分别加 75% 乙醇制成每毫升含 0.1 mg 的溶液，作为对照品溶液。照薄层色谱法（通则 0502）试验，吸取上述三种溶液各 1～2 μL，分别点于同一聚酰胺薄膜上，以醋酸为展开剂，展开，取出，晾干，置紫外光灯（365 nm）下检视。供试品色谱中，在与黄芩苷对照品色谱相应的位置上，显相同颜色的斑点；在与绿原酸对照品色谱相应的位置上，显相同颜色的荧光斑点。

(2) 取本品 1 mL［规格（1）、规格（2）］或 0.5 mL［规格（3）］，加甲醇 5 mL，振摇使溶解，静置，取上清液，作为供试品溶液。另取连翘对照药材 0.5 g，加甲醇 10 mL，加热回流 20 min，滤过，滤液作为对照药材溶液。照薄层色谱法（通则 0502）试验，吸取上述两种溶液各 5 µL，分别点于同一硅胶 G 薄层板上，以三氯甲烷－甲醇（5:1）为展开剂，展开，取出，晾干，喷以 10%硫酸乙醇溶液，在 105 ℃加热至斑点显色清晰。供试品色谱中，在与对照药材色谱相应的位置上，显相同颜色的斑点。

【检查】相对密度应不低于 1.12（通则 0601）［规格（1）、规格（2）］或不低于 1.15［规格（3）］。

pH 应为 5.0～7.0（通则 0631）。

其他应符合合剂项下有关的各项规定（通则 0181）。

【含量测定】(1) 黄芩：照高效液相色谱法（通则 0512）测定。

色谱条件与系统适用性试验：用十八烷基硅烷键合硅胶为填充剂；以甲醇－水－冰醋酸（50:50:1）为流动相；检测波长为 274 nm。理论板数按黄芩苷峰计算应不低于 1 500。

对照品溶液的制备：取黄芩苷对照品适量，精密称定，加 50%甲醇制成每毫升含 0.1 mg 的溶液，即得。

供试品溶液的制备 精密量取本品 1 mL，置 50 mL 量瓶中，加 50%甲醇适量，超声处理 20 min，放置至室温，加 50%甲醇稀释至刻度，摇匀，即得。

测定法 分别精密吸取对照品溶液与供试品溶液各 5µL，注入液相色谱仪，测定，即得。

本品每毫升含黄芩以黄芩苷（$C_{21}H_{18}O_{11}$）计，不得少于 10.0 mg［规格 (1)、规格（2）］或 20.0 mg［规格（3）］。

(2) 金银花：照高效液相色谱法（通则 0512）测定。

色谱条件与系统适用性试验：以十八烷基硅烷键合硅胶为填充剂；以甲醇－水－冰醋酸（20:80:1）为流动相；检测波长为 324 nm。理论板数按绿原酸峰计算应不低于 6 000。

对照品溶液的制备：取绿原酸对照品适量，精密称定，置棕色量瓶中，加水制成每毫升含 40 µg 的溶液，即得。

供试品溶液的制备：精密量取本品 2 mL，置 50 mL 棕色量瓶中，加水稀释至刻度，摇匀，即得。

测定法 分别精密吸取对照品溶液 10 µL 与供试品溶液 10～20 µL，注入液相色谱仪，测定，即得。

本品每毫升含金银花以绿原酸（$C_{16}H_{18}O_9$）计，不得少于 0.60 mg［规格 (1)、规格（2）］或 1.20 mg［规格（3）］。

（3）连翘照：高效液相色谱法（通则0512）测定。

色谱条件与系统适用性试验：以十八烷基硅烷键合硅胶为填充剂；以乙腈-水（25∶75）为流动相；检测波长为278 nm。理论板数按连翘苷峰计算应不低于6 000。

对照品溶液的制备：取连翘苷对照品适量，精密称定，加50%甲醇制成每毫升含60 μg的溶液，即得。

供试品溶液的制备：精密量取本品1 mL，加在中性氧化铝柱（100～120目，6 g，内径为1 cm）上，用70%乙醇40 mL洗脱，收集洗脱液，浓缩至干，残渣加50%甲醇适量，温热使溶解，转移至5 mL量瓶中，并稀释至刻度，摇匀，即得。

测定法　分别精密吸取对照品溶液与供试品溶液各10 μL，注入液相色谱仪，测定，即得。

本品每毫升含连翘以连翘苷（$C_{27}H_{34}O_{11}$）计，不得少于0.30 mg［规格（1）、规格（2）］或0.60 mg［规格（3）］。

【功能与主治】疏风解表，清热解毒。用于外感风热所致的感冒，症见发热、咳嗽、咽痛。

【用法与用量】口服，一次20 mL［规格（1）、规格（2）］或10 mL［规格（3）］，一日3次；小儿酌减或遵医嘱。

【规格】每支装规格：（1）10 mL（每毫升相当于饮片1.5 g）；（2）20 mL（每毫升相当于饮片1.5 g）；（3）10 mL（每1mL相当于饮片3.0 g）。

【贮藏】密封，避光，置阴凉处。

（3）索引。除在"正文品种"前以药品名称的汉字书写笔画排序的品名目次外，在书末附有"中文索引""汉语拼音索引""拉丁名索引"和"拉丁学名索引"四种检索方式，均按字母的顺序排列，可供使用者方便、快捷地检索相关品种内容。

三、药品质量标准制订原则

制订药品标准，必须坚持质量第一，充分体现"安全有效，技术先进，经济合理"的原则。

（一）确保药品的安全性和有效性

药品作为特殊商品，安全性和有效性是其质量控制的目的，药品质量标准制订的原则首先是确保药品的安全性和有效性。凡影响药品安全性和有效性的因素，均应在制订时仔细研究，并纳入标准中。例如，药物的毒副反应主要源于两方面：一方面是由药物本身引起的，另一方面是由引入的杂质所引起的。因此，制订标准应严格控制相关杂质；而对影响药物生物利用度、毒性和临床疗效的晶型及异构体等，也应着重研究，纳入标准。

（二）检测项目和标准的合理性

不同的分析对象如原料药、片剂、针剂，有其不同的特点，因此，在制订药品质量标准时检测项目和限度标准要有其合理性，需要从生产、流通、使用、贮存等各个环节了解影响药品质量的因素。充分考虑使用的要求，有针对性地规定检测项目，以加强对药品质量的控制。从药品的生理效用和临床应用的方法合理性来制订质量标准。外用药要求稍宽，内服药要求较严，注射用药和麻醉用药更严格。

（三）检测手段的可行性和先进性

在药品质量标准的制订过程中，既要强调方法的可行性，又要强调技术的先进性，对检测方法的选择应根据"准确、灵敏、简便、快速"的原则。若研制的新药在国外已有标准，那么国内的标准应尽可能达到或超过国外的标准。

同时，对申报新药的质量标准，还有以下规定：

（1）两个或两个以上研制单位先后申报同一新药，后申报的药品标准，必须达到已申报的药品标准水平，方可批准生产。若后申报的药品标准比已申报的药品标准先进，则按先进的药品标准修订原制订的标准。

（2）两个或两个以上研制单位在同一时期内申报同一新药，则对不同的药品标准要进行统一。其中方法相同，指标不同，应按高标准制订。若由于生产水平或工艺条件的不同而造成杂质项目的检查有不同者，可将杂质检查项目共存于药品标准中。

总之，要求在确保人民用药安全有效的原则下，经过细致的质量研究工作，制订出既能确保药品质量又能符合生产实际水平的药品质量标准。

四、药品质量管理规范与药品质量控制

全面保障药品质量的基础是良好的管理规范，我国已先后制订了一系列对药品质量控制起指导作用的文件。管理规范的实施则建立在标准操作规程（standard operation procesure，SOP）的基础上。为了使国际间对新药注册的各项试验与要求取得一致，世界医药发达国家建立了国际协调机构，即人用药品注册技术要求国际协调会（International Conference on Harmonization of Technical Requirements for Registration of Pharmaceuticals for Human Use，ICH），ICH 所取得的一致结果对我国药品注册技术指南的制定具有积极的影响。

（一）药品质量管理规范

药品质量的全面控制是一项涉及多方面、多学科的综合性工作，不仅要依据质量标准对生产过程及上市流通的药品进行全面的质量分析，而且要对药物的实验研究、临床试验、生产及市场供应等所有环节进行全程管理。为了有效地实施药品质量的全面管理，许多国家都制定了科学的质量管理规范和条例。我国也根据本国制药工业的实际情况制定了下列相应的对药品质量控制起指导性作用的文件，并且在不断更新。

1. 《**药品生产质量管理规范**》（Good Manufacture Practice，GMP）

GMP 是根据《中华人民共和国药品管理法》《中华人民共和国药品管理法实施条例》规定的，适用于药品生产的全过程、原料药生产中影响成品质量的关键工序，是药品生产管理和质量控制的基本要求。

2. 《**药品经营质量管理规范**》（Good Supply Practice，GSP）

为加强药品经营质量管理，规范药品经营行为，保障人体用药安全、有效，根据《中华人民共和国药品管理法》《中华人民共和国药品管理法实施条例》，国家药品监督管理

局制定了我国的 GSP。本规范是药品经营管理和质量控制的基本准则，企业应当在药品采购、储存、销售、运输等环节采取有效的质量控制措施，确保药品质量。药品生产企业销售药品、药品流通过程中其他涉及储存与运输药品的，也应当符合本规范相关要求。

3. **《药物非临床研究质量管理规范》**（Good Laboratory Practice，GLP）

非临床研究系指为评价药物安全性，在实验室条件下，用实验系统进行的各种毒性试验，包括单次给药的毒性试验、反复给药的毒性试验、生殖毒性试验、遗传毒性试验、致癌试验、局部毒性试验、免疫原性试验、依赖性试验、毒代动力学试验及与评价药物安全性有关的其他试验。GLP 是为提高药物非临床研究的质量，确保实验资料的真实性、完整性和可靠性，保障人民用药安全，根据《中华人民共和国药品管理法》制定的。从事药物非临床研究的单位机构必须遵循本规范。本规范适用于为申请药品注册而进行的非临床研究。GLP 最初仅限于毒性试验，由于本规范适用于所有的分析仪器和分析方法，其应用范围进而拓展到了药效学、药物分析学等的研究，以及保健品、食品、动物用药品、饲料添加剂、农药、化学制品等其他相关学科领域的研究。

4. **《药物临床试验质量管理规范》**（Good Clinical Practice，GCP）

为保证药物临床试验过程规范、结果科学可靠，保护受试者的权益并保障其安全，根据《中华人民共和国药品管理法》《中华人民共和国药品管理法实施条例》，参照国际公认原则，国家药品监督管理局制定了我国的 GCP。GCP 是临床试验全过程的标准规定，包括方案设计、组织实施、监查、稽查、记录、分析总结和报告。凡进行各期临床试验、人体生物利用度或生物等效性试验，均须按本规范执行。

5. **《中药材生产质量管理规范》**（Good Agriculture Practice，GAP）

为规范中药材的生产、保证中药材质量、促进中药标准化和现代化，国家药品监督管理局制定了 GAP。本规范是中药材生产和质量管理的基本准则，适用于中药材生产企业生产中药材（含植物、动物药）的全过程。中药标准化是中药现代化和国际化的基础和先决条件。中药标准化包括中药材标准化、中药饮片标准化和中成药标准化。其中，中药材的标准化是基础，没有中药材的标准化就不可能有饮片及中成药的标准化。而中药材的标准化有赖于中药材生产过程的规范化。药用动植物的不同种质、不同生态环境、不同栽培和养殖技术，以及采收、加工等方法均可直接影响中药材的产量和质量，进而影响到中药饮片及中成药的质量。所以，只有规范了中药材的生产，才能从根本上解决中药的质量问题与中药的标准化和现代化问题。

（二）标准操作规程与质量控制

在各项科学管理规范的实施过程中，SOP 的制订和执行是其重要组成部分。药品的研究、生产、供应等各个环节的每项具体操作均应建立相应的 SOP，统一和标准化的操作是准确与现获得各项实验数据的基础。而质量控制（quality control，QC）则是实验室 SOP 的重要内容，它是保证各项实验数据准确、可靠的有效性监督体系。

1. **标准操作规程**

每项 SOP 的主要内容应包括：①目的与范围；②定义（或概念）；③所需的材料与设备；④注意事项；⑤负责人；⑥具体操作步骤（对关键步骤应予标示或强调）；⑦数据处理；⑧记录保存；⑨参考文献。在新药临床前的药学研究中，实验室的 SOP 主要内容应涵盖：①样品的处置和保管系统（包括样品的接收、登记、储存、文件档案及安全等）；②实验室安全措施与保密（包括安全消防、废弃物和有害物的转移与处置）；③QC 与质量保证（quality assurance，QA）；④样品分析方法（包括参比标准制备的一般方法、试剂的配制方法、样品的处理过程、分析仪器的具体操作程序、药物浓度计算公式等）；⑤分析测试数据的评价和接受标准；⑥报告测试结果的标准等。

2. 质量控制

在实施各项实验操作 SOP 的同时，实验操作过程的 QC 已成为实验室科学管理的重要内容，也是实验室提供准确可靠数据的重要保证。在分析测试中，QC 的作用是经常检查所用分析方法的有效性，包括控制偶然误差（精密度）、系统误差（准确度）、样品基质对分析方法精密度和专属性的影响。具体内容包括：阴性 QC 样品、阳性 QC 样品、开放型和盲型 QC 样品的制备与审核，QC 样品的设置，QC 样品分析测试数据的记录与文件，QC 数据的审核标准等。实验室质量控制又分为实验室内部与实验室之间的质量控制。

（三）人用药品注册技术要求国际协调会（ICH）

（1）ICH 的组建目的：世界各国为了严格管理药品质量，在制定各项管理规范及实施条例的同时，对药品的研制、生产、销售及进口等环节进行严格的审批，进而形成了药品的注册制度。但是，不同国家对药品注册的要求各不相同，这不仅不利于药品的安全性、有效性和质量方面得到科学的保证，同时也造成制药工业和科研、生产部门人力、物力的浪费，不利于人类医药事业的发展。为此，由欧盟、美国和日本三方药品管理当局及三方制药企业管理机构发起并建立了 ICH，以寻求解决国际间存在的不统一的规定和认识，通过协调逐步取得一致，为药品研究开发、审批上市制定一个统一的国际性指导标准。

（2）ICH 的协调内容：ICH 专家工作组协调的专题共分四个类别：①质量（quality，包括稳定性、验证、杂质、规格等），以"Q"表示，已制定 25 个文件；②安全性（safety，包括药理、毒理、药物动力学等试验），以"S"表示，已制定 15 个文件；③有效性（efficacy，包括临床试验中的设计、研究报告、GCP 等），以"E"表示，已制定 22 个文件；④综合学科（multidisciplinary，包括术语、管理、通信等），以"M"表示，已制定 8 个文件。

第三节　中药检验的基本程序与方法

一、药品质量检验的基本程序和基本知识

药品检验工作的基本程序一般可分为取样、供试品溶液的制备、供试品溶液的测定（包括鉴别、检查和含量测定）、书写检验报告等。

（一）取样

取样是指从成批成品中按取样规则取出一部分具有代表性的供试样品的过程。取样看似简单却很重要，样品的代表性将直接影响检验结果的准确。为保证分析结果的可靠，取样必须符合科学性、真实性及代表性的要求。取样的基本原则是均匀合理。

（二）供试品溶液的制备

供试品溶液的制备是指中药经提取分离富集，制成较纯的供试品溶液，然后进行分析测定。供试品溶液制备的原则是最大限度地保留被测成分，除去干扰成分，浓缩富集被测成分，使之达到分析方法的限度要求。

（三）鉴别

中药的鉴别包括性状鉴别、显微鉴别和理化鉴别。

（四）检查

中药的检查主要有常规物质检查、有害物质检查和制剂通则检查，检查项目依据来源、剂型、给药途径、所含药味及化学成分的特点而确定。检查方法则按照《中国药典》附录的有关规定进行。

（五）含量测定

中药的含量测定是控制中药内在质量的重要内容，测定对象应该是其中起主要作用的有效成分或毒性成分，以保证临床用药的安全和有效。

（六）原始记录和检验报告

药品检验应有完整的原始记录，要求做到真实、完整、规范、简洁。记录内容一般包括供试药品的名称、来源、批号、数量、规格、取样方法、外观性状、包装情况、检验目的、检验方法及依据、收到日期、报告日期、检验中观察到的现象、检验数据、检验结果及结论等。

检验报告书是对中药质量进行检验后所出具的技术鉴定书，它应符合明确、规范、严密、清晰的要求。检验报告书的结论必须明确，格式和表达用语必须规范，内容必须忠实于实验结果，书写必须整洁、字迹清晰。报告内容一般包括检验项目（鉴别、检查、含量测定等）、标准规定（标准中规定的检测结果或数据）、检验结果（实际检验结果或数据）等内容。

应该说明的是，判定一个中药是否合格，必须按照药品标准对其进行全面检验，全检后所有项目均符合规定才能判定为合格；若有某一项不符合药品标准规定，即应判定为不合格药品。

二、中药分析常用技术方法

对中药进行分析，就是利用中药处方中各药味的组织学特征，所含化学成分的理化特性、光谱特征或者色谱特征对其真伪优劣进行定性和定量分析，包括化学分析法和仪器分析法。由于中药组成复杂，仪器分析法更为常用。仪器分析法又可以分为光谱分析法如紫外 - 可见分光光度法和色谱分析法如薄层层析扫描法、气相色谱法及高效液相色谱法等。其中，高效液相色谱法具有分析速度快、分离效能高、适应面广等特点，因而在中药分析中应用最为广泛。

（一）光谱分析法

紫外 - 可见分光光度法最常用，它是根据物质分子对波长为 200 ～ 760 nm 这一范围的电磁波的吸收特性所建立起来的一种定性、定量和结构分析方法。该法操作简单、准确度高、重现性好。

紫外 - 可见分光光度法定性依靠物质分子对光的吸收曲线的特征。描述物质分子对辐射吸收的程度随波长而变的函数关系曲线，称为吸收曲线或吸收光谱。该法定量则依靠物质分子对光的吸收的多少来计算。朗伯 - 比尔定律是分光光度法和比色法的计算基础。简言之，这个定律反映了物质对光的吸收的多少和物质的量成正比关系。测定时，除另有规定外，应以配制供试品溶液的同批溶剂为空白对照，置于比色皿中，于紫外 - 可见分光光度计上，在规定的吸收峰波长 ±2 nm 以内测试几个点的吸收度，或由仪器在规定波长附近自动扫描测定，以核对供试品的吸收峰波长位置是否正确，除另有规定外，吸收峰波长应在该品种项下规定的波长 ±2 nm 以内，并以吸光度最大的波长作为测定波长。一般供试品溶液的吸收度读数，以在 0.3～0.7 的误差较小。

含量测定主要有以下几种方法：

1. 对照品比较法

按各品种项下的方法，分别配制供试品溶液和对照品溶液，对照品溶液中所含被测成分的量应为供试品溶液中被测成分规定量的 100%±10%，所用溶剂也应完全一致，在规定的波长测定供试品溶液和对照品溶液的吸光度后，按下式计算供试品中被测溶液的浓度：

$$C_X = \frac{A_X}{A_R} \times C_R$$

式中，C_X 为供试品溶液的浓度；A_X 为供试品溶液的吸光度；A_R 为对照品溶液的吸光度；C_R 为对照品溶液的浓度。

2. 吸收系数法

按各品种项下的方法配制供试品溶液，在规定的波长处测定其吸光度，再以该品种在规定条件下的吸收系数计算含量。用本法测定时，吸收系数通常应大于 100，并注意仪器的校正和检定。计算含量时根据朗伯 - 比尔定律可得：

$$C_X = \frac{A_X}{\varepsilon \times b}$$

式中，C_X 为供试品溶液的浓度；ε 为摩尔吸收系数；b 为比色皿的厚度。

3. 比色法

在供试品溶液加入适量显色剂后测定吸光度以测定其含量的方法为比色法。

用比色法测定时，应取数份梯度量的对照品溶液，用溶剂补充至同一体积，显色后，以相应试剂为空白，在各品种规定的波长处测定各份溶液的吸光度，以吸光度为纵坐标、浓度为横坐标绘制标准曲线，再根据供试品的吸光度在标准曲线上查得其相应的浓度，并求出其含量。

也可取对照品溶液与供试品溶液同时操作，显色后，以相应的试剂为空白，在各品种规定的波长处测定对照品和供试品溶液的吸光度，按上述方法计算供试品溶液的浓度。

除另有规定外，比色法所用空白系指用同体积溶剂代替对照品或供试品溶液，然后依次加入等量的相应试剂，并用同样方法处理制得。

（二）色谱分析法

色谱分析法又称色谱法，系指利用平面色谱和各种柱色谱对试样分离并进行定性定量分析的方法。利用待分离样品中各组分在体系两相中的吸附、分配、离子交换行为和分子大小等差异，当两相做相对运动时，这些组分在移动过程中可多次、反复进行吸附、分配、离子交换等；由于这些行为上的差异，使得它们的移动速度产生很大差别，从而使这些组分得到分离。色谱法根据其分离原理可分为吸附色谱法、分配色谱法、离子交换色谱法与排阻色谱法等。色谱法中做相对运动的两个相，通常一个相是不动的叫固定相，另一个相是移动的叫流动相。如果用液体作流动相，就叫液相色谱，用气体作流动相，就叫气相色谱。常用的是高效液相色谱法和气相色谱法，并以高效液相色谱法最为常用。

1. 高效液相色谱法

高效液相色谱法（high performance liquid chromatography，HPLC），又称"高压液相色谱""高速液相色谱""高分离度液相色谱""近代柱色谱"等。高效液相色谱是色谱法的一个重要分支，以液体为流动相，采用高压输液系统，将具有不同极性的单一溶剂或不同比例的混合溶剂、缓冲液等流动相泵入装有固定相的色谱柱，在柱内各成分被分离后，进入检测器进行检测，由积分仪或数据处理系统记录和处理色谱信号，从而实现对试样的分析。

高效液相色谱主要有吸附色谱法、分配色谱法、离子色谱法、分子排阻色谱法/凝胶色谱法、键合相色谱法、亲和色谱法等类型。

高效液相色谱更适宜于分离和分析高沸点、热稳定性差、有生理活性及相对分子量比较大的物质，因而广泛应用于核酸、肽类、内酯、稠环芳烃、高聚物、药物、人体代谢产物、表面活性剂、抗氧化剂、杀虫剂、除草剂等物质的分析。HPLC已成为化学、药学、医学、工业、农学、商检和法检等学科领域中重要的分离分析技术。

2. 气相色谱法

气相色谱法（gas chromatography，GC）系采用气体为流动相（载气）流经装有填充剂的色谱柱进行分离测定的色谱方法。物质或其衍生物气化后，被载气带入色谱柱进行分离，各组分先后进入检测器，用数据处理系统记录色谱信号，实现对试样的分析。气相色谱主要用于低沸点易挥发的化合物的分析。气相色谱法按照所用的固定相不同，可以分为两种，用固体吸附剂作固定相的叫气固色谱，用涂有固定液的单体作固定相的叫气液色谱。在实际工作中，气相色谱法是以气液色谱为主。

按色谱分离原理来分，气相色谱法亦可分为吸附色谱和分配色谱两类，在气固色谱中，固定相为吸附剂，气固色谱属于吸附色谱，气液色谱属于分配色谱。

按色谱操作形式来分，气相色谱属于柱色谱，根据所使用的色谱柱粗细不同，可分为一般填充柱和毛细管柱两类。一般填充柱是将固定相装在一根玻璃或金属的管中，管内径为 $2 \sim 6$ mm。毛细管柱则又可分为空心毛细管柱和填充毛细管柱两种。空心毛细管柱是将固定液直接涂在内径只有 $0.1 \sim 0.5$ mm 的石英或金属毛细管的内壁上；填充毛细管柱是近几年才发展起来的，是将某些多孔性固体颗粒装入厚壁玻璃管中，然后加热拉制成毛细管，一般内径为 $0.25 \sim 0.50$ mm。

在气相色谱分析法中，当分析物在载气带动下通过色谱柱时，分析物的分子会受到柱壁或柱中填料的吸附，使通过柱的速度降低。分子通过色谱柱的速率取决于吸附的强度，它由被分析物分子的种类与固定相的类型决定。由于每一种类型的分子都有自己的通过速率，分析物中的各种不同组分就会在不同的时间（保留时间）到达柱的末端，从而得到分离。检测器用于检测从色谱柱流出的组分，从而确定每一个组分到达色谱柱末端的时间及每一个组分的含量。通常来说，通过物质流出柱（被洗脱）的顺序和它们在柱中的保留时间来表征不同的物质（定性）。

气相色谱和液相色谱的定性和定量都是通过与标准物质的比较来进行的，就含量测定来说有外标法、内标法、标准曲线法等。《中药分析》课程中会做详细介绍，此处不再赘述。

思考题

（1）中药质量控制的意义是什么？

（2）中药分析与分析化学有什么关系？

（3）什么是质量标准？什么是《中国药典》？

（4）国家制定的药品质量管理规范有哪些？有何意义？

（5）中药分析的方法主要有哪些？

参考文献

［1］蔡宝昌．中药制剂分析［M］．2版．北京：高等教育出版社，2012.

［2］杭太俊．药物分析［M］．8版．北京：人民卫生出版社，2016.

［3］张丽．中药分析学［M］．2版．北京：中国医药科技出版社，2018.

［4］国家药典委员会．中华人民共和国药典2020年版（一部）［M］．北京：中国医药科技出版社，2020.

［5］国家药典委员会．中华人民共和国药典2020年版（四部）［M］．北京：中国医药科技出版社，2020.

［6］《中国药学大辞典》编委会．中国药学大辞典［M］．北京：人民卫生出版社，2010年．

［7］兰奋，宋宗华，洪小栩，等．2020年版《中国药典》编制工作和主要内容概述［J］．中国食品药品监管，2020，（10）：10－17.

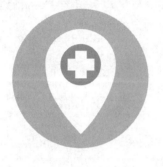

第九章 ｜ 药事管理学

关键词

　　药事管理　药事法规　药品管理法　药品监督　药事组织

内容提要

　　药事管理是药学的分支领域，药事管理学包括了解国家依法治药的必要性和重要性，熟悉药事法规的原则、方法、体系，掌握药事管理法规等基本内容；目的是能够对药学事业体系、结构的相关法律法规有一个整体的正确认识，包括国内外药事法规理论与实践的最新发展，紧密联系实际，把法律、法规和规章融入对实践的研究和认识之中，通过熟悉国家管理药品的法律、法规及规章，切实提高分析问题、解决问题的能力。

 第一节　概　述

一、药事的含义

　　"药事"究其字面意思，为和药有关的事情。现代药事发展历史认为，"药事"一词源于我国古代医药管理用语，最早记载见于周朝；到南北朝时期的相关文献记载，医药管理已有明确的分工，设有专职人员掌管药事工作；至宋代，设立了官办药局；至清代，已有官办药厂以供应民间药品。

　　历经社会的变迁及医药行业不同时期的发展，"药事"的含义不断扩延与细化。曾渝、何宁主编的《药事管理学》教材里，将"药事"一词定义为：药事泛指一切与药品研发、生产、流通、使用、监督管理等有关的一系列事项与活动，是由与药学相关的多个部门及其活动所构成的一个治理体系。其中，这些相关部门主要包括药品研发、药品生产、药品经营、药品使用、药品监督管理和药学教育等部门，其活动主要围绕药品领域的研发、生产、流通和使用四个环节展开。药学相关部门及其活动的最终目标是为人类防治疾病提供质量安全、有效的药品，促进合理用药，保障公众健康。

　　药事体系中的各个部门和行业之间既相对独立又密切联系，互相影响、互相促进，为药学事业服务。其基本职能是培养药学人才；为人们防治疾病，提供安全、有效、稳定、经济的药品；为消费者提供用药咨询服务，指导合理用药。

二、药事管理概况

(一) 药事管理的含义

　　"药事管理"一词将"药事"与"管理"相结合，突出药学专业领域中的管理概念，最早源于美国的商业药学（即药事管理学的前身）范畴。早期的研究内容仅限于与药师密切相关的药房工作实践，至1950年，美国药学教师学会将所有专业认可文件中有关药物经济学和药物管理学的称谓统一改为药事管理学。

　　现代药事发展普遍认为，药事管理是指对药学事业的综合管理，是运用管理科学的基本原理和研究方法对药学事业各部分的活动进行研究，总结其管理活动规律，并用以指导药学事业健康发展的社会活动，是人类管理活动的一部分。

药事管理有宏观与微观之分：宏观的药事管理是指国家对药事的监督管理。其内容包括制定和执行国家药物政策与药事法规，建立健全药事管理体制与机构，建立药品生产、流通秩序，加强药学人员和药品监督管理人力资源管理。通过推进依法行政、科学民主决策，依靠技术支撑，实现队伍保障来实践科学监管。微观的药事管理是指药事各部门内部的管理。其内容包括人员管理、财务管理、物资设备管理、药品质量管理，技术管理、药学信息管理、药学服务管理等工作。

（二）药事管理的目的

药事管理的要求为不仅要实现药品自身的安全性、有效性、经济性和适当性；还必须确保使用环节分系统目标的实现。因此，药事管理的最终目的就是保证药品质量，保障公众用药安全和合法权益，以及保护和促进公众健康。

（三）药事管理的特点

1. 专业性

药事管理的人员应熟悉药学和社会科学的基础理论、专业知识和基本方法，运用管理学、法学、社会学、经济学的原理与方法研究药事各环节的活动，总结其管理规律，指导其健康发展。

2. 政策性

药事管理的人员按照国家药物政策及国家管理药学的法律、法规，行使国家权力对药事的管理。管理过程中管理者要依据政策、法律办事，并做到公正、公平、科学严谨。

3. 实践性

药事管理的法规、管理办法、行政规章的制定来自药品生产、经营、使用的实践，经过总结，升华而成，用于指导实践工作，并接受实践的检验。

（四）药事管理的发展概况

我国近现代的药事管理的发展自20世纪30年代。1984年，《中华人民共和国药品管理法》的颁布使得药事管理被社会所重视；1998年国家药品监督管理局成立以来，药品监管部门在自身不断壮大发展的同时，通过体系构建和体制建设等，不断完善药品监督管理工作，为药事管理的发展奠定了坚实的行政基础。

而随着药事管理相关法律法规的不断修改和完善，药事法规的技术性越来越强，并且进一步与国际间药事法规接轨，保证药品的安全有效，维护公众健康，促进医药产业的快速健康发展。

三、药事管理学及学科发展

药事管理学是研究药学事业各部分活动及其管理的基本规律和一般方法的科学，是应用管理学、社会学、经济学、法学、行为科学等学科的原理和方法总结药事管理活动的规律，指导药学事业健康发展的科学。

药事管理学是药学的二级学科，但同时也具有社会科学性质。它的教育与研究除了扎根于药学及其分支学科之外，更集中于社会学、法学、经济学、管理学和心理学等社会科学，全面体现了药品研制、生产、经营、使用、价格、信息等诸多管理与实践。因此，药事管理学是药学与管理学、社会学、法学、经济学等学科交叉渗透而形成的边缘类学科理论和知识。

我国高等药学教育建立药事管理学科体系，大体经历了两个阶段：第一个阶段是 20 世纪 30—60 年代，主要是间断引进英美和苏联课程；第二阶段是 20 世纪 80 年代至今，从我国药事管理实际出发，借鉴国外经验，建立了符合我国药业在全球化中发展需求的药事管理学科体系。

1985 年，华西医科大学药学院成立了药事管理教研室，首次给药学各专业本科生开设《药事管理学》必修课程。1986 年，中国药学会成立药事管理学分会。1987 年，教育部将"药事管理"列入药学专科必修课；同年，《中国药事》杂志发行。1988 年，卫生部药政局组织编写的《药事管理学》出版。1989 年，《医院药剂管理办法》规定医院需成立药事管理委员会。药事管理的概念被我国药学专业领域广为接受。

 第二节 药事组织机构

在药事管理的监督管理工作中，涉及的组织机构群体分为国家药事管理组织机构、企业型药事管理组织机构和社会类药学机构药事组织几部分。

一、国家药事管理组织机构

国家药事管理组织机构主要为药品监督管理组织机构，由药品行政监督管理组织机构和技术监督管理组织机构两部分组成。

（一）行政监督管理组织机构

1. 国家药品监督管理部门

我国国家药品监督管理机构设置与体制历经多年变革，于 2018 年 3 月，根据第十三届全国人民代表大会第一次会议批准的国务院机构改革方案，将国家食品药品监督管理总局的职责整合，组建中华人民共和国国家市场监督管理总局；不再保留国家食品药品监督管理总局。机构现在的主要职责是负责制定药品、医疗器械和化妆品监管制度，并负责药品、医疗器械和化妆品研制环节的许可、检查和处罚。国家药品监督管理部门发展历程如图 9 - 1 所示。

2. 省级药品监督管理部门

药监机构只设到省一级，药品经营销售等行为监管由市县市场监督管理部门承担。省级药品监督管理部门负责药品、医疗器械和化妆品生产环节的许可、检查和处罚，以及药品批发许可、零售连锁总部许可、互联网销售第三方平台备案及检查和处罚。市县两级市场监管部门负责药品零售、医疗器械经营的许可、检查和处罚，以及化妆品经营和药品、医疗器械使用环节质量的检查和处罚。

（二）技术监督管理组织机构

我国的药品技术监督管理机构主要包括药品检验机构及国家药品监督管理局直属事业单位等。

1. 药品检验机构

药品检验机构为同级药品监督管理机构的直属事业机构，其中中国食品药品检定研究院（医疗器械标准管理中心）是国家药品监督管理局的直属事业单位，是国家检验食品、药品、医疗器械、化妆品的法定机构和最高技术仲裁机构。其主要承担食品、药品、医疗器械、化妆品及有关药用辅料、包装材料与容器（以下统称为食品药品）的检验检测工作，组织开展药品、医疗器械、化妆品抽验和质量分析工作，负责相关复验、技术仲裁，组织开展进口药品注册检验及上市后有关数据收集分析等工作。

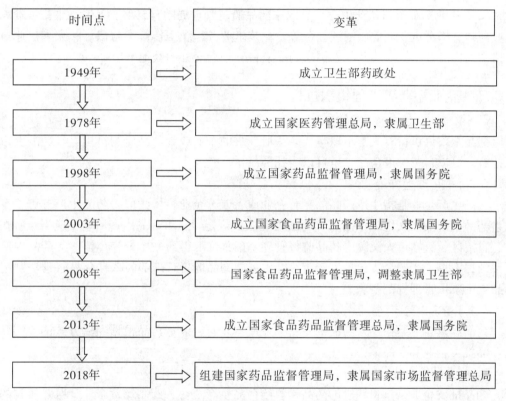

图9-1　国家药品监督管理部门发展历程

2. 其他技术监督管理机构

（1）中华人民共和国药典委员会（简称国家药典委员会）。主要负责审议修订国家药典委员会章程、审议新版《中国药典》设计方案、授权执行委员会审查并通过新版《中国药典》及讨论审议国家药品标准化工作范畴内的其他有关重大问题。

（2）药品审评中心。是国家药品监督管理局的直属事业单位，主要负责药物临床试验、药品上市许可申请的受理和技术审评，负责制定药品审评规范和技术指导原则并组织实施和承办国家药品监督管理局交办的其他事项。

（3）药品评价中心（国家药品不良反应监测中心）。是国家药品监督管理局的直属事业单位，主要负责组织制定和修订药品不良反应、医疗器械不良事件、化妆品不良反应监测与上市后安全性评价及药物滥用监测的技术标准和规范；组织开展药品不良反应、医疗器械不良事件、药物滥用、化妆品不良反应监测工作；开展药品、医疗器械、化妆品的上市后安全性评价工作；参与国家基本药物目录的拟定与调整、非处方药目录的拟定与调整；药品再评价和淘汰药品、全国药品不良反应监测等技术工作及相关业务的组织工作。

（4）食品药品审核查验中心。组织制定药品、医疗器械、化妆品审核查验工作的技术规范和管理制度。参与制定药品、医疗器械、化妆品相关质量管理规范及指导原则等技术文件；组织开展药品注册现场核查相关工作。组织开展药品、医疗器械、化妆品质量管理规范相关的飞行检查；承办国家药品监督管理局交办的其他事项。

（5）执业药师资格认证中心。是国家药品监督管理局的直属事业单位，主要负责承担执业药师资格考试、注册、继续教育等专业技术业务组织工作；参与拟订、完善执业药师资格准入标准并组织实施及承办国家药品监督管理局交办的其他事项。

二、企业型药事管理组织机构

（一）药品上市许可持有人

药品上市许可持有人是指取得药品注册证书的企业或者药品研制机构等。药品上市许可持有人可以自行生产药品，也可以委托药品生产企业生产。

（二）药品生产企业

药品生产企业是指生产药品的专营企业或者兼营企业，依法取得药品生产许可，专门从事药品生产的法人组织。按照《药品管理法》规定，从事药品生产活动，应当经所在地省、自治区、直辖市人民政府药品监督管理部门批准取得药品生产许可证；无药品生产许可证的，不得生产药品。药品生产应符合国务院药品监督管理部门依据药品管理法制定的药品生产质量管理规范要求。

（三）药品经营企业

药品经营企业是指经营药品的专营企业或者兼营企业。药品根据经营方式的不同，分为药品批发企业和药品零售企业。

1. 药品批发企业

药品批发企业是指将购进的药品销售给药品生产企业、药品经营企业、医疗机构的药品经营企业。药品批发企业在药品流通环节中承担着主要作用。

2. 药品零售企业

药品零售企业是指将购进的药品直接销售给消费者的药品经营企业。药品零售企业包括零售药店、药品零售企业在超市及边远地区城乡集贸市场设立的出售乙类非处方药的药品专营柜等。

药品零售连锁企业是指经营同类药品、使用统一商号的若干个门店，在同一总部的管理下，采取统一采购配送、统一质量标准、采购同销售分离、实行规模化管理经营的组织形式。国家鼓励、引导药品零售连锁经营。

三、社会类药学机构、药事组织

社会类药学机构、药事组织包括医疗机构药事组织、药学教育组织、药学科研组织和药学社会团体等。

（一）医疗机构药事组织

医疗机构药事管理是指医疗机构以服务病人为中心，以临床药学为基础，促进临床科学、合理用药的药学技术服务和相关的药品管理工作，主要是对医院药学部门的结构及其人员进行管理：包括设计和建立药事组织结构、配制人员、确定岗位职责、对人员进行培养教育；沟通医院药学部门与各科室、各部门的关系；协调好药学技术人员与病人、医护人员、行政人员、后勤人员之间的关系等。

医疗机构药事工作是医疗工作的重要组成部分。医疗机构根据临床工作实际需要，应设立药事管理组织。二级以上医院应当设立药事管理与药物治疗学委员会；其他医疗机构应当成立药事管理与药物治疗学组。二级以上医院药事管理与药物治疗学委员会委员由具有高级技术职务任职资格的药学、临床医学、护理和医院感染管理、医疗行政管理等人员组成。成立医疗机构药事管理与药物治疗学组的医疗机构由药学、医务、护理、医院感染、临床科室等部门负责人和具有药师、医师以上专业技术职务任职资格人员组成。医疗机构负责人任药事管理与药物治疗学委员会（组）主任委员，药学和医务部门负责人任药事管理与药物治疗学委员会（组）副主任委员。

（二）药学教育组织

我国现代药学教育经历了近百年的发展历程，已形成由高等药学教育、中等药学教育、药学继续教育构成的多层次、多类型、多种办学形式的药学教育体系。承担各层次药学教育的组织也是药事组织中不可或缺的部分。

（三）药学科研组织

我国的药学科研组织有独立的药物研究院所及附设在高等药学院校、大型制药企业、大型医院中的药物研究所、室两种类型。

（四）药学社会团体

为推动药学的科学技术和民族医药事业的健康发展，我国大力支持各种药学社会团体的建立，中国药学会是其中最为瞩目的一个学术性、公益性、非营利性的法人社会团体，是党和政府联系药学科学技术工作者的桥梁和纽带。

另外还有中国医药企业管理协会、中国化学制药工业协会、中国非处方药物协会、中国医药商业协会、中国中药协会、中国医药教育协会、中国执业药师协会等社会团体。

第三节 药事法规

一、药事法规的范畴

药事法规是指由国家制定或认可，并由国家强制保证实施，具有普遍效力和严格程序的行为规范体系，是调整与药事活动相关的行为和社会关系的法律规范的总和。

药事法规是广义的概念，是指药事管理法律体系，是药品研制、生产、经营、使用、检验、进出口和监督管理单位、个人都必须严格遵守和认真执行的行为规范；包括有关药事管理的法律、行政法规、规章、规范性文件的总称。

二、《中华人民共和国药品管理法》

《中华人民共和国药品管理法》（简称《药品管理法》）自施行起经过了几次修订和修正：1984 年 9 月 20 日第六届全国人民代表大会常务委员会第七次会议通过实施《中华人民共和国药品管理法》；2001 年 2 月 28 日第九届全国人民代表大会常务委员会第二十次会议修订；根据 2013 年 12 月 28 日第十二届全国人民代表大会常务委员会第六次会议《关于修改＜中华人民共和国海洋环境保护法＞等七部法律的决定》第一次修正；根据 2015 年 4 月 24 日第十二届全国人民代表大会常务委员会第十四次会议《关于修改＜中华人民共和国药品管理法＞的决定》第二次修正。根据 2019 年 8 月 26 日第十三届全国人民代表大会常务委员会第十二次会议第二次修订（简称 2019 版《药品管理法》）。

2019 版《药品管理法》共有 12 章 155 条，自 2019 年 12 月 1 日起施行，其法律框架为：

第一章　总则；第二章　药品研制和注册；第三章　药品上市许可持有人；第四章药品生产；第五章　药品经营；第六章　医疗机构药事管理；第七章　药品上市后管理；第八章　药品价格和广告；第九章　药品储备和供应；第十章　监督管理；第十一章　法律责任；第十二章　附则。

（一）立法宗旨与适用范围

1. 立法宗旨

《药品管理法》是为了加强药品监督管理，保证药品质量，保障公众用药安全和合法权益，保护和促进公众健康而制定的。

2. 适用范围

在中华人民共和国境内从事药品的研制、生产、经营、使用和监督管理活动，适用《药品管理法》。

（二）药品研制和注册

（1）国家支持以临床价值为导向、对人体疾病具有明确或者特殊疗效的药物创新，鼓励具有新的治疗机理、治疗严重危及生命的疾病或者罕见病、对人体具有多靶向系统性调节干预功能等的新药研制，推动药品技术进步。

（2）从事药品研制活动，应当遵守药物非临床研究质量管理规范、药物临床试验质量管理规范，保证药品研制全过程持续符合法定要求。药物非临床研究质量管理规范、药物临床试验质量管理规范由国务院药品监督管理部门会同国务院有关部门制定。

（3）在中国境内上市的药品，应当经国务院药品监督管理部门批准，取得药品注册证书；但是，未实施审批管理的中药材和中药饮片除外。实施审批管理的中药材、中药饮片品种目录由国务院药品监督管理部门会同国务院中医药主管部门制定。申请药品注册，应当提供真实、充分、可靠的数据、资料和样品，证明药品的安全性、有效性和质量可控性。

（4）药品应当符合国家药品标准。经国务院药品监督管理部门核准的药品质量标准高于国家药品标准的，按照经核准的药品质量标准执行；没有国家药品标准的，应当符合经核准的药品质量标准。国务院药品监督管理部门颁布的《中华人民共和国药典》和药品标准为国家药品标准。

（三）药品上市许可持有人

（1）药品上市许可持有人是指取得药品注册证书的企业或者药品研制机构等。药品上市许可持有人应当遵守本法规定，对药品的非临床研究、临床试验、生产经营、上市后研究、不良反应监测及报告与处理等承担责任。其他从事药品研制、生产、经营、储存、运输、使用等活动的单位和个人依法承担相应责任。

药品上市许可持有人的法定代表人、主要负责人对药品质量全面负责。

（2）药品上市许可持有人、药品生产企业、药品经营企业和医疗机构应当建立并实施药品追溯制度，按照规定提供追溯信息，保证药品可追溯。

（3）经国务院药品监督管理部门批准，药品上市许可持有人可以转让药品上市许可。受让方应当具备保障药品安全性、有效性和质量可控性的质量管理、风险防控和责任赔偿等能力，履行药品上市许可持有人义务。

（四）药品生产和经营企业的管理

（1）开办药品生产企业应具备满足法律要求的技术人员、设施与环境、质量管理与检验机构、人员、规章制度等四方面相应的条件，应当经企业所在地省、自治区、直辖市人民政府药品监督管理部门批准取得《药品生产许可证》；从事药品生产活动应当遵守药品生产质量管理规范，建立健全药品生产质量管理体系，保证药品生产全过程持续符合法定要求；生产药品的原料、辅料应当符合药用要求；药品生产企业应当对药品进行质量检验，不符合国家药品标准不得出厂；药品上市许可持有人、药品生产企业、药品经营企业和医疗机构直接接触药品的工作人员，应当每年进行健康检查。患有传染病或者其他可能污染药品的疾病的人员，不得从事直接接触药品的工作。

（2）开办药品经营企业应满足法律要求，具备技术人员、场所与设施环境、质量管理机构与人员、规章制度等四方面相应的条件。从事药品批发活动，须经所在地省、自治区、直辖市人民政府药品监督管理部门批准取得《药品经营许可证》；从事药品零售活动，须经企业所在地县级以上地方人民政府药品监督管理部门批准取得《药品经营许可证》。无《药品经营许可证》的，不得经营药品。从事药品经营活动，必须符合药品经营质量管理规范，建立健全药品经营质量管理体系，保证药品经营全过程持续符合法定要求。药品上市许可持有人、药品经营企业通过网络销售药品，应当遵守本法药品经营的有关规定。具体管理办法由国务院药品监督管理部门会同国务院卫生健康主管部门等部门制定。疫苗、血液制品、麻醉药品、精神药品、医疗用毒性药品、放射性药品、药品类易制毒化学品等国家实行特殊管理的药品不得在网络上销售。

（五）医疗机构的药事管理

1. 人员要求

医疗机构应当配备依法经过资格认定的药师或者其他药学技术人员，非药学技术人员不得直接从事药剂技术工作。

依法经过资格认定的药师或者其他药学技术人员调配处方，应当进行核对，对处方所列药品不得擅自更改或者代用。对有配伍禁忌或者超剂量的处方，应当拒绝调配；必要时，经处方医师更正或者重新签字，方可调配。

2. 制剂要求

医疗机构配制制剂，应当经所在地省、自治区、直辖市人民政府药品监督管理部门批准，取得《医疗机构制剂许可证》。无《医疗机构制剂许可证》的，不得配制制剂。

医疗机构配制的制剂，应当是本单位临床需要而市场上没有供应的品种，并须经所在地省、自治区、直辖市人民政府药品监督管理部门批准，法律对配制中药制剂另有规定的除外。医疗机构配制的制剂应当按照规定进行质量检验；合格的，凭医师处方在本医疗机构使用。经国务院药品监督管理部门或者省、自治区、直辖市人民政府的药品监督管理部门批准，医疗机构配制的制剂可以在指定的医疗机构之间调剂使用。

医疗机构配制的制剂，不得在市场销售。

（六）药品价格与广告

国家完善药品采购管理制度，对药品价格进行监测，开展成本价格调查，加强药品价格监督检查，依法查处价格垄断、哄抬价格等药品价格违法行为，维护药品价格秩序。

1）依法实行市场调节价的药品，药品上市许可持有人、药品生产企业、药品经营企业和医疗机构应当按照公平、合理和诚实信用、质价相符的原则制订价格，为用药者提供价格合理的药品。

药品上市许可持有人、药品生产企业、药品经营企业和医疗机构应当遵守国务院药品价格主管部门关于药品价格管理的规定，制定和标明药品零售价格，禁止暴利、价格垄断和价格欺诈行为。

2）药品上市许可持有人、药品生产企业、药品经营企业和医疗机构应当依法向药品价格主管部门提供其药品的实际购销价格和购销数量等资料。

3）医疗机构应当向病人提供所用药品的价格清单，按照规定如实公布其常用药品的价格，加强合理用药管理。

4）禁止药品上市许可持有人、药品生产企业、药品经营企业和医疗机构在药品购销中给予、收受回扣或者其他不正当利益。

5）禁止药品上市许可持有人、药品生产企业、药品经营企业或者代理人以任何名义给予使用其药品的医疗机构的负责人、药品采购人员、医师、药师等有关人员财物或者其他不正当利益。禁止医疗机构负责人、药品采购人员、医师、药师等有关人员以任何名义收受药品上市许可持有人、药品生产企业、药品经营企业或者代理人给予的财物或者其他不正当利益。

6）药品广告的审批。

（1）药品广告应当经广告主所在地省、自治区、直辖市人民政府确定的广告审查机关批准；未经批准的，不得发布。

（2）药品广告的内容应当真实、合法，以国务院药品监督管理部门核准的药品说明书为准，不得含有虚假的内容。

（3）药品价格和广告，本法未规定的，适用《中华人民共和国价格法》《中华人民共和国广告法》《中华人民共和国反垄断法》《中华人民共和国反不正当竞争法》的规定。

（七）药品储备和供应

（1）国家实行药品储备制度，建立中央和地方两级药品储备。发生重大灾情、疫情或者其他突发事件时，依照《中华人民共和国突发事件应对法》的规定，可以紧急调用药品。

（2）国家实行基本药物制度，遴选适当数量的基本药物品种，加强组织生产和储备，提高基本药物的供给能力，满足疾病防治基本用药需求。

（3）国家实行短缺药品清单管理制度。

（4）国家鼓励短缺药品的研制和生产，对临床急需的短缺药品、防治重大传染病和罕见病等疾病的新药予以优先审评审批。

（5）对短缺药品，国务院有权限制或者禁止出口。必要时，国务院有关部门可以采取组织生产、价格干预和扩大进口等措施，保障药品供应。药品上市许可持有人、药品生产企业、药品经营企业应当按照规定保障药品的生产和供应。

（八）监督管理

禁止生产（包括配制，下同）、销售、使用假药和劣药。

（1）有下列情形之一的，为假药：①药品所含成分与国家药品标准规定的成分不符的；②以非药品冒充药品或者以他种药品冒充此种药品的；③变质的药品；④药品所标明的适应证或者功能主治超出规定范围。

（2）有下列情形之一的，为劣药：①药品成分的含量不符合国家药品标准；②被污染的药品；③未标明或者更改有效期的药品；④未注明或者更改产品批号的药品；⑤超过有效期的药品；⑥擅自添加防腐剂、辅料的药品；⑦其他不符合药品标准的药品。

禁止未取得药品批准证明文件生产、进口药品；禁止使用未按照规定审评、审批的原料药、包装材料和容器生产药品。

（九）主要法律责任

《药品管理法》主要法律责任见表9-1。

表9-1 《药品管理法》主要法律责任简表

《药品管理法》条款	违法行为（及相对方）	法律责任	
		行政责任	民事或刑事责任
第114条	没有许可证生产、经营药品或配制制剂（单位或个人）	①责令关闭；②没收药品、没收违法所得；③并处罚款：药品货值金额15～30倍；④货值金额不足十万元的，按十万元计算	构成犯罪的，依法追究刑事责任

续表 9 - 1

《药品管理法》条款	违法行为（及相对方）	法律责任	
		行政责任	民事或刑事责任
第 116 条	生产、销售假药的（单位或个人）	①没收假药和违法所得；②责令停产停业整顿，吊销药品批准证明文件；③并处罚款：药品货值金额 15～30 倍；④情节严重的吊销许可证	十年内不受理其相应申请；药品上市许可持有人为境外企业的，十年内禁止其药品进口
第 117 条	生产、销售劣药的（单位或个人）	①没收劣药和违法所得；②并处罚款：药品货值金额 10～20 倍；③情节严重，责令停产、停业整顿或撤销药品批准证明文件、吊销许可证	—
第 118 条	生产、销售假药或者生产、销售劣药情节严重（单位）	法定代表人、主要负责人、其直接负责的主管人员和其他直接责任人员，没收违法行为发生期间其从单位所获收入，并处所获收入的 30% 至 3 倍的罚款，终身不得从事药品生产、经营活动	—
第 128 条	药品包装未按照规定印有、贴有标签或者附有说明书，标签、说明书未按照规定注明相关信息或者印有规定标志的	除依法应当按照假药、劣药处罚的外：责令改正，给予警告；情节严重的，吊销药品注册证书	—
第 129 条	未从药品上市许可持有人或者具有药品生产、经营资质的企业购进药品的	责令改正，没收违法购进的药品和违法所得，并处违法购进药品货值金额 2～10 倍罚款；情节严重的，并处货值金额 10～30 倍罚款，吊销药品批准证明文件、药品生产许可证、药品经营许可证或者医疗机构执业许可证。货值金额不足五万元的，按五万元计算	—
第 131 条	药品网络交易第三方平台提供者未履行资质审核、报告、停止提供网络交易平台服务等义务的	责令改正，没收违法所得，并处二十万元以上二百万元以下的罚款；情节严重的，责令停业整顿，并处二百万元以上五百万元以下的罚款	—

续表 9 - 1

《药品管理法》条款	违法行为（及相对方）	法律责任	
		行政责任	民事或刑事责任
第 132 条	没有向允许药品进口的口岸所在地药品监督管理局登记备案（药品进口者）	责令限期改正，给予警告；逾期不改正的，吊销药品注册证书	—
第 133 条	将其配制的制剂在市场销售（医疗机构）	责令改正，没收违法销售的制剂和违法所得，并处违法销售制剂货值金额 2 ～ 5 倍罚款；情节严重的，并处货值金额 5 ～ 15 倍罚款；货值金额不足五万元的，按五万元计算	—
第 137 条	①以麻醉药品、精神药品、医疗用毒性药品、放射性药品、药品类易制毒化学品冒充其他药品，或者以其他药品冒充上述药品；②生产、销售以孕产妇、儿童为主要使用对象的假药、劣药；③生产、销售的生物制品属于假药、劣药；④生产、销售假药、劣药，造成人身伤害后果；⑤生产、销售假药、劣药，经处理后再犯；⑥拒绝、逃避监督检查，伪造、销毁、隐匿有关证据材料，或者擅自动用查封、扣押物品	在本法规定的处罚幅度内从重处罚	—
第 138 条	药品检验机构出具虚假检验报告［药品检验机构和个人（指直接负责的主管人员和其他直接责任人员）］	责令改正，给予警告，对单位并处二十万元以上一百万元以下的罚款；给予降级、撤职、开除处分，没收违法所得，并处五万元以下的罚款；情节严重的，撤销其检验资格	—

续表 9 – 1

《药品管理法》条款	违法行为（及相对方）	法律责任	
		行政责任	民事或刑事责任
第 141 条	在药品购销中给予、收受回扣、其他利益（药品上市许可持有人、药品生产、经营企业、医疗机构）； 在药品购销活动中受贿（药品上市许可持有人、药品生产、经营企业或其代理人）	没收违法所得，并处三十万元以上三百万元以下的罚款；情节严重的，吊销相关执照，并由药品监督管理部门吊销药品批准证明文件、药品生产许可证、药品经营许可证。对法定代表人、主要负责人、直接负责的主管人员和其他责任人员终身禁止从事药品生产经营活动	—
第 142 条	在药品购销中收受财物、其他利益（药品上市许可持有人、药品生产、经营企业负责人、采购人员等）	没收违法所得，依法给予处罚；情节严重的，五年内禁止从事药品生产经营活动	—
	收受财物、其他利益（医疗机构的负责人、采购人员、医师）	没收违法所得；情节严重的，还应当吊销其执业证书	
第 143 条	编造、散布虚假药品安全信息	—	构成违反治安管理行为的，由公安机关依法给予治安管理处罚
第 144 条	给用药者造成损害的（药品上市许可人、药品生产、经营企业、医疗机构）	因药品质量问题受到损害的，受害人可以向药品上市许可持有人、药品生产企业请求赔偿损失，也可以向药品经营企业、医疗机构请求赔偿损失。接到受害人赔偿请求的，应当实行首负责任制，先行赔付；先行赔付后，可以依法追偿。生产假药、劣药或者明知是假药、劣药仍然销售、使用的，受害人或者其近亲属除请求赔偿损失外，还可以请求支付价款十倍或者损失三倍的赔偿金；增加赔偿的金额不足一千元的，为一千元	—

续表 9 - 1

《药品管理法》条款	违法行为（及相对方）	法律责任	
		行政责任	民事或刑事责任
第147条	药品监督管理部门：①不符合条件而批准进行药物临床试验；②对不符合条件的药品颁发药品注册证书；③对不符合条件的单位颁发药品生产许可证、药品经营许可证或者医疗机构制剂许可证	应当撤销相关许可，对直接负责的主管人员和其他直接责任人员依法给予处分	—
第149条	重大失职、渎职行为（药品监督管理部门及其有关人员）	对直接负责的主管人员和其他直接责任人员给予记过或者记大过处分；情节较重的，给予降级或者撤职处分；情节严重的，给予开除处分	—
第150条	滥用职权、徇私舞弊、玩忽职守（药品监督管理人员）	依法给予处分。查处假药、劣药违法行为有失职、渎职行为的，对药品监督管理部门直接负责的主管人员和其他直接责任人员依法从重给予处分	—

为了对《药品管理法》的实施进行解释和补充，《药品管理法实施条例》以《药品管理法》的体例为基准，与《药品管理法》的章节相对应，以保证《药品管理法》的实施更具有针对性和操作性。在此不详细阐述。

三、《中华人民共和国中医药法》

2016年12月25日第十二届全国人民代表大会常务委员会第二十五次会议通过了《中华人民共和国中医药法》，自2017年7月1日起施行。共有9章63条，其法律框架为：第一章　总则；第二章　中医药服务；第三章　中药保护与发展；第四章　中医药人才培养；第五章　中医药科学研究；第六章　中医药传承与文化传播；第七章　保障措施；第八章　法律责任；第九章　附则。

（一）立法宗旨与适用范围

1. 立法宗旨

《中华人民共和国中医药法》是为了继承和弘扬中医药，保障和促进中医药事业发展，保护人民健康而制定。

2. 适用范围

本法所称中医药，是包括汉族和少数民族医药在内的我国各民族医药的统称，反映了中华民族对生命、健康和疾病的认识，是具有悠久历史传统和独特理论及技术方法的医药学体系。

（二）中医药服务

1. 医疗机构

县级以上人民政府应当将中医医疗机构建设纳入医疗机构设置规划，举办规模适宜的中医医疗机构，扶持有中医药特色和优势的医疗机构发展。合并、撤销政府举办的中医医疗机构或者改变其中医医疗性质，应当征求上一级人民政府中医药主管部门的意见。

政府建立的综合医院、妇幼保健机构和有条件的专科医院、社区卫生服务中心、乡镇卫生院，应当设置中医药科室。县级以上人民政府应当采取措施，增强社区卫生服务站和村卫生室提供中医药服务的能力。国家支持社会力量举办中医医疗机构。

社会力量建立的中医医疗机构在准入、执业、基本医疗保险、科研教学、医务人员职称评定等方面享有与政府建立的中医医疗机构同等的权利。建立中医医疗机构应当按照国家有关医疗机构管理的规定办理审批手续，并遵守医疗机构管理的有关规定。举办中医诊所的，将诊所的名称、地址、诊疗范围、人员配备情况等报所在地县级人民政府中医药主管部门备案后即可开展执业活动。不得超出备案范围开展医疗活动。

医疗卫生机构应当在疾病预防与控制中积极运用中医药理论和技术方法。医疗机构发布中医医疗广告，应当经所在地省、自治区、直辖市人民政府中医药主管部门审查批准。发布的中医医疗广告内容应当与经审查批准的内容相符合，并符合《中华人民共和国广告法》的有关规定。

2. 人员

从事中医医疗活动的人员应当依照《中华人民共和国执业医师法》的规定，通过中医医师资格考试取得中医医师资格，并进行执业注册。以师承方式学习中医或者经多年实践，医术确有专长的人员，由至少两名中医医师推荐，经省、自治区、直辖市人民政府中医药主管部门组织实践技能和效果考核合格后，即可取得中医医师资格；按照考核内容进行执业注册后，即可在注册的执业范围内，以个人开业的方式或者在医疗机构内从事中医医疗活动。国务院中医药主管部门应当根据中医药技术方法的安全风险拟订本款规定人员的分类考核办法，报国务院卫生行政部门审核、发布。

中医医疗机构配备医务人员应当以中医药专业技术人员为主，主要提供中医药服务；经考试取得医师资格的中医医师按照国家有关规定，经培训、考核合格后，可以在执业活动中采用与其专业相关的现代科学技术方法。在医疗活动中采用现代科学技术方法的，应当有利于保持和发挥中医药特色和优势。

社区卫生服务中心、乡镇卫生院、社区卫生服务站及有条件的村卫生室应当合理配备中医药专业技术人员，并运用和推广适宜的中医药技术方法。

开展中医药服务，应当以中医药理论为指导，运用中医药技术方法，并符合国务院中医药主管部门制定的中医药服务基本要求。县级以上人民政府应当发展中医药预防、保健服务，并按照国家有关规定将其纳入基本公共卫生服务项目统筹实施。县级以上人民政府应当发挥中医药在突发公共卫生事件应急工作中的作用，加强中医药应急物资、设备、设施、技术与人才资源储备。

（三）中药保护与发展

1. 中药材种植、养殖与加工

国家制订中药材种植养殖、采集、贮存和初加工的技术规范、标准，加强对中药材生产流通全过程的质量监督管理，保障中药材质量安全。国家鼓励发展中药材规范化种植养殖，严格管理农药、肥料等农业投入品的使用，禁止在中药材种植过程中使用剧毒、高毒农药，支持中药材良种繁育，提高中药材质量。

2. 中药材质量评价与监测

国家建立道地中药材评价体系，支持道地中药材品种选育，扶持道地中药材生产基地建设，加强道地中药材生产基地生态环境保护，鼓励采取地理标志产品保护等措施保护道地中药材。

国务院药品监督管理部门应当组织并加强对中药材质量的监测，定期向社会公布监测结果。国务院有关部门应当协助做好中药材质量监测有关工作。

采集、贮存中药材及对中药材进行初加工，应当符合国家有关技术规范、标准和管理规定。

3. 流通体系

国家鼓励发展中药材现代流通体系，提高中药材包装、仓储等技术水平，建立中药材流通追溯体系。药品生产企业购进中药材应当建立进货查验记录制度。中药材经营者应当建立进货查验和购销记录制度，并标明中药材产地。

4. 资源保护

国家保护药用野生动植物资源，对药用野生动植物资源实行动态监测和定期普查，建立药用野生动植物资源种质基因库，鼓励发展人工种植养殖，支持依法开展珍贵、濒危药用野生动植物的保护、繁育及其相关研究。

5. 中药的使用与饮片炮制

在村医疗机构执业的中医医师、具备中药材知识和识别能力的乡村医生，按照国家有关规定可以自种、自采地产中药材并在其执业活动中使用。

国家保护中药饮片传统炮制技术和工艺，支持应用传统工艺炮制中药饮片，鼓励运用现代科学技术开展中药饮片炮制技术研究。

对市场上没有供应的中药饮片，医疗机构可以根据本医疗机构医师处方的需要，在本医疗机构内炮制、使用。医疗机构应当遵守中药饮片炮制的有关规定，对其炮制的中药饮片的质量负责，保证药品安全。医疗机构炮制中药饮片，应当向所在地设区的市级人民政府药品监督管理部门备案。根据临床用药需要，医疗机构可以凭本医疗机构医师的处方对中药饮片进行再加工。

6. 中药新药的研制和生产

国家鼓励和支持中药新药的研制和生产。国家保护传统中药加工技术和工艺，支持传统剂型中成药的生产，鼓励运用现代科学技术研究开发传统中成药。

生产符合国家规定条件的来源于古代经典名方的中药复方制剂，在申请药品批准文号时，可以仅提供非临床安全性研究资料。

7. 医疗机构配制中药制剂

国家鼓励医疗机构根据本医疗机构临床用药需要配制和使用中药制剂，支持应用传统工艺配制中药制剂，支持以中药制剂为基础研制中药新药。

医疗机构配制中药制剂，应当依照《中华人民共和国药品管理法》的规定取得医疗机构制剂许可证，或者委托取得药品生产许可证的药品生产企业、取得医疗机构制剂许可证的其他医疗机构配制中药制剂。委托配制中药制剂，应当向委托方所在地省、自治区、直辖市人民政府药品监督管理部门备案。医疗机构对其配制的中药制剂的质量负责；委托配制中药制剂的，委托方和受托方对所配制的中药制剂的质量分别承担相应责任。

医疗机构配制的中药制剂品种，应当依法取得制剂批准文号。但是，仅应用传统工艺配制的中药制剂品种，向医疗机构所在地省、自治区、直辖市人民政府药品监督管理部门备案后即可配制，不需要取得制剂批准文号。

医疗机构应当加强对备案的中药制剂品种的不良反应监测，并按照国家有关规定进行报告。药品监督管理部门应当加强对备案的中药制剂品种配制、使用的监督检查。

（四）中医药人才培养

中医药教育应当遵循中医药人才成长规律，以中医药内容为主，体现中医药文化特色，注重中医药经典理论和中医药临床实践、现代教育方式和传统教育方式相结合。

国家完善中医药学校教育体系，支持专门实施中医药教育的高等学校、中等职业学校和其他教育机构的发展。中医药学校教育的培养目标、修业年限、教学形式、教学内容、教学评价及学术水平评价标准等，应当体现中医药学科特色，符合中医药学科发展规律。

国家发展中医药师承教育，支持有丰富临床经验和技术专长的中医医师、中药专业技术人员在执业、业务活动中带徒授业，传授中医药理论和技术方法，培养中医药专业技术人员。国家加强对中医医师和城乡基层中医药专业技术人员的培养和培训。国家发展中西医结合教育，培养高层次的中西医结合人才。

县级以上地方人民政府中医药主管部门应当组织开展中医药继续教育，加强对医务人员，特别是城乡基层医务人员中医药基本知识和技能的培训。

中医药专业技术人员应当按照规定参加继续教育，所在机构应当为其接受继续教育创造条件。

（五）中医药科学研究

国家鼓励科研机构、高等学校、医疗机构和药品生产企业等，运用现代科学技术和传统中医药研究方法，开展中医药科学研究，加强中西医结合研究，促进中医药理论和技术方法的继承和创新。

国家采取措施支持对中医药古籍文献、著名中医药专家的学术思想和诊疗经验及民间中医药技术方法的整理、研究和利用。国家鼓励组织和个人捐献有科学研究和临床应用价值的中医药文献、秘方、验方、诊疗方法和技术。

国家建立和完善符合中医药特点的科学技术创新体系、评价体系和管理体制，推动中医药科学技术进步与创新。国家采取措施，加强对中医药基础理论和辨证论治方法，常见病、多发病、慢性病和重大疑难疾病、重大传染病的中医药防治，以及其他对中医药理论和实践发展有重大促进作用的项目的科学研究。

（六）中医药传承与文化传播

对具有重要学术价值的中医药理论和技术方法，省级以上人民政府中医药主管部门应当组织遴选本行政区域内的中医药学术传承项目和传承人，并为传承活动提供必要的条件。传承人应当开展传承活动，培养后继人才，收集整理并妥善保存相关的学术资料。属于非物质文化遗产代表性项目的，依照《中华人民共和国非物质文化遗产法》的有关规定开展传承活动。

国家建立中医药传统知识保护数据库、保护名录和保护制度。对经依法认定属于国家秘密的传统中药处方组成和生产工艺实行特殊保护。中医药传统知识持有人对其持有的中医药传统知识享有传承使用的权利，对他人获取、利用其持有的中医药传统知识享有知情同意和利益分享等权利。

国家发展中医养生保健服务，支持社会力量举办规范的中医养生保健机构。中医养生保健服务规范、标准由国务院中医药主管部门制定。

县级以上人民政府应当加强中医药文化宣传，普及中医药知识，鼓励组织和个人创作中医药文化和科普作品。开展中医药文化宣传和知识普及活动，应当遵守国家有关规定。任何组织或者个人不得对中医药作虚假、夸大宣传，不得冒用中医药名义牟取不正当利益。广播、电视、报刊、互联网等媒体开展中医药知识宣传，应当聘请中医药专业技术人员进行。

（七）保障措施

县级以上人民政府应当为中医药事业发展提供政策支持和条件保障，将中医药事业发展经费纳入本级财政预算。县级以上人民政府及其有关部门制定基本医疗保险支付政策、药物政策等医药卫生政策，应当有中医药主管部门参加，注重发挥中医药的优势，支持提供和利用中医药服务。按照法定价格管理权限，合理确定中医医疗服务的收费项目和标准，体现中医医疗服务成本和专业技术价值。县级以上地方人民政府有关部门应当按照国家规定，将符合条件的中医医疗机构纳入基本医疗保险定点医疗机构范围，将符合条件的中医诊疗项目、中药饮片、中成药和医疗机构中药制剂纳入基本医疗保险基金支付范围。

国家加强中医药标准体系建设，根据中医药特点对需要统一的技术要求制定标准并及时修订。中医药国家标准、行业标准由国务院有关部门依据职责制定或者修订，并在其网站上公布，供公众免费查阅。国家推动建立中医药国际标准体系。

开展法律、行政法规规定的与中医药有关的评审、评估、鉴定活动，应当成立中医药评审、评估、鉴定的专门组织，或者有中医药专家参加。

国家采取措施，加大对少数民族医药传承创新、应用发展和人才培养的扶持力度，加强少数民族医疗机构和医师队伍建设，促进和规范少数民族医药事业发展。

（八）法律责任

《中华人民共和国中医药法》主要法律责任见表9-2。

表 9 - 2　《中华人民共和国中医药法》主要法律责任简表

《中医药法》条款	违法行为（及相对方）	法律责任
第 53 条	县级以上人民政府中医药主管部门及其他有关部门未履行规定的职责（单位或个人）	①责令改正；②依法给予处分
第 54 条	中医诊所超出备案范围开展医疗活动（单位或个人）	①处一万元以上三万元以下罚款；②情节严重的责令停止执业活动，直接负责的主管人员五年内不得在医疗机构内从事管理工作
第 55 条	经考核取得医师资格的中医医师超出注册的执业范围从事医疗活动（个人）	①暂停六个月以上一年以下执业活动，并处一万元以上三万元以下罚款；②情节严重的，吊销执业证书
第 56 条	举办中医诊所、炮制中药饮片、委托配制中药制剂未备案或备案时提供虚假材料（单位或个人）	①责令改正，没收违法所得，并处三万元以下罚款，向社会公告相关信息；②拒不改正的，责令停止相应活动，直接责任人员五年内不得从事中医药相关活动
	医疗机构应用传统工艺配制中药制剂未依法备案，或未按备案材料要求配制中药制剂（单位或个人）	按生产假药给予处罚
第 57 条	发布的中医医疗广告内容与经审查批准的内容不相符的（单位）	撤销该广告的审查批准文件，一年内不受理该医疗机构的广告审查申请
	发布中医医疗广告有前款规定以外违法行为的（单位或个人）	依照《中华人民共和国广告法》的规定给予处罚
第 58 条	在中药材种植过程中使用剧毒、高毒农药（单位或个人）	①给予处罚；②情节严重的，可由公安机关对其直接负责的主管人员和其他直接责任人员处五日以上十五日以下拘留
第 59 条	造成人身、财产损害（单位或个人）	①依法承担民事责任；②构成犯罪的，依法追究刑事责任

四、其他药事法规

目前，我国的药品管理法律体系基本健全，除《药品管理法》和《药品管理法实施条例》外，为保证《药品管理法》的有效实施，《医疗用毒性药品管理办法》《放射性药品管理办法》《麻醉药品和精神药品管理条例》等行政法规及《药品生产质量管理规范》《药品经营质量管理规范》《药品注册管理办法》等部门规章也在近几十年逐渐完善，同时，各省、自治区、直辖市也相应制定了一系列有关药品管理的地方性法规和规章以健全完善我国的药事法规体系。

（一）药物研制环节法律规范

药物研制阶段主要包括药物的非临床研究、临床试验和药品上市注册三个阶段。这一阶段是药品质量的确定阶段，直接关系到上市后药品的质量和公众的用药安全，这一阶段的法律规范见表9-3。

表9-3　药物研制环节管理主要法律规范

规范名称	颁布机构	起效日期	主要调整对象
《药物非临床研究质量管理规范》（GLP，总局令第34号）	国家食品药品监督管理总局	2017年9月1日	适用于为申请药品注册而进行的药物非临床安全性评价研究。药物非临床安全性评价研究的相关活动应当遵守本规范。以注册为目的的其他药物临床前相关研究活动参照本规范执行
《药物临床试验质量管理规范》（GCP，局令第3号）	国家食品药品监督管理局	2003年9月1日	临床试验全过程的标准规定，包括方案设计、组织实施、监查、稽查、记录、分析总结和报告。凡进行各期临床试验、人体生物利用度或生物等效性试验，均须按本规范执行
《药品注册管理办法》（总局令第27号）	国家市场监督管理总局	2020年7月1日	在中华人民共和国境内以药品上市为目的，从事药品研制、注册及监督管理的活动

（二）药品生产管理法律规范

药品生产阶段是药品质量的形成阶段，是决定药品质量的最关键阶段，药品生产管理的规范程度直接影响产出药品的质量。药品生产阶段的法律规范见表9-4。

表9-4　药品生产管理主要法律规范

规范名称	颁布机构	起效日期	主要调整对象
《药品生产质量管理规范》（GMP）	卫生部	2011年3月1日	药品生产的质量风险管理、机构与人员、厂房设施及设备、洁净区级别、物料与产品、文件管理、生产管理、质量控制与质量保证、无菌药品灭菌方式、药品批次划分等方面标准化规范
《药品生产监督管理办法》（总局令第28号）	国家市场监督管理总局	2020年7月1日	开办药品生产企业的申请与审批，药品生产许可证管理，药品委托生产及药品生产监督检查等方面的规定

续表 9-4

规范名称	颁布机构	起效日期	主要调整对象
《药品说明书和标签管理规定》	国家食品药品监督管理局	2006年6月1日	药品说明书和标签管理的原则、药品说明书和标签内容、格式和书写印制等方面的要求
《直接接触药品的包装材料和容器管理办法》	国家食品药品监督管理局	2004年7月20日	直接接触药品的包装材料和容器的生产、进口、使用、注册、管理等方面的规定

（三）药品流通法律管理规范

药品流通阶段涉及储存、运输、经营等多方面主体，由于流通阶段的环节众多，存在很多影响药品质量的因素。这一阶段的法律规范种类多而庞杂，主要的法律规范见表 9-5。

表 9-5　药品流通管理主要法律规范

规范名称	颁布机构	起效日期	主要调整对象
《药品经营质量管理规范》（GSP）	国家食品药品监督管理总局	2016年7月20日	药品经营企业在药品采购、储存、销售、运输等环节的质量控制措施
《药品流通监督管理办法》	国家食品药品监督管理局	2007年5月1日	生产、经营企业购销药品和医疗机构购进、储存药品的规定
《药品经营许可证管理办法》	国家食品药品监督管理总局	2017年11月21日	《药品经营许可证》的申领条件和程序、变更与换发、监督检查的规定
《进口药材管理办法》（总局令第9号）	国家市场监督管理总局	2020年1月1日	进口药材申请、审批、备案、口岸检验以及监督管理
《药品进口管理办法》（卫生部、海关总署令第86号）修正本	卫生部、海关总署	2012年8月24日	药品进口备案、报关、口岸检验及监督管理的规定
《互联网药品信息服务管理办法》（局令第9号）	国家食品药品监督管理总局	2017年11月21日	互联网药品信息服务的定义与分类、申请条件与审批程序、服务要求、法律责任等规定
《处方药与非处方药分类管理办法（试行)》	国家食品药品监督管理局	2000年1月1日	处方药与非处方药的概念，非处方药的遴选、标签和说明书、销售等方面的规定

（四）医疗机构药事管理法律规范

医疗机构药事管理包括两方面重点，一是完善医疗机构的临床合理用药，改善治疗效果；二是对医疗机构配制制剂加强监管。其主要法律规范见表9-6。

表9-6　医疗机构药事管理主要法律规范

规范名称	颁布机构	起效日期	主要调整对象
《医疗机构药事管理规定》	卫生部、国家中医药管理局、总后卫生部	2011年3月1日	医疗机构的药事管理组织、药学部门的设置，药品供应、制剂、调剂和研究管理以及医疗机构药学人员管理的规定
《医疗机构制剂注册管理办法（试行)》	国家食品药品监督管理局	2005年8月1日	医疗机构制剂的配制、调剂使用，以及进行相关的审批、检验和监督管理活动的规定
《医疗机构制剂配制质量管理规范（试行)》	国家药品监督管理局	2001年3月13日	医疗机构制剂室的人员机构、房屋和设施设备、物料、卫生、文件、配制管理、质量管理与自检、使用管理等方面规定
《医疗机构制剂配制监督管理办法（试行)》	国家食品药品监督管理局	2005年4月14日	医疗机构制剂室设立、许可证管理、委托配制、监督检查等方面的规定
《医疗机构药品监督管理办法（试行)》	国家食品药品监督管理局	2011年10月11日	医疗机构药品购进、验收、储存、养护、调配和使用的规定
《医疗机构药品集中采购工作规范》	卫生部、国家发展和改革委员会等	2010年7月15日	药品集中采购机构，制度建设，医疗机构，药品生产经营企业，药品集中采购目录，药品集中采购程序，药品集中采购评价方法，专家库建设和管理，监督管理与申诉，不良记录管理等
《处方管理办法》	卫生部	2007年2月14日	处方的开具、调剂、保管等相关方面的监督管理队定
《抗菌药物临床应管理办法》	卫生部	2012年4月24日	抗菌药物临床应用管理的组织机构和职责、临床应用管理及监督、法律责任等方面的规定

（五）特殊管理药品管理法律规范

由于麻醉药品、精神药品、医疗用毒性药品和放射性药品及易制毒化学品、兴奋剂、部分有特殊要求的生物制品等具有独特的毒副作用，药品本身风险巨大，若管理不当，滥用或流入非法渠道，将极大危害公众的健康和社会的稳定，我国实行特殊管理，国家颁布了专门的法律规范，见表9-7。

表9-7 特殊管理药品的主要法律规范

规范名称	颁布机构	起效日期	主要调整对象
《麻醉药品和精神药品管理条例》二次修订本	国务院	2016年2月6日	麻醉药品和精神药品的种植、实验研究和生产、经营、使用、储存、运输、审批程序、监督管理和法律责任等方面的规定
《医疗用毒性药品管理办法》	国务院	1988年12月27日	医疗用毒性药品的概念和品种、生产管理、经营和使用管理、法律责任等方面的规定
《放射性药品管理办法》	国务院	1989年1月13日	放射性新药的研制、临床研究和审批，生产、经营和进出口，包装、运输和使用，以及放射性药品的标准和检验等方面的规定
《反兴奋剂条例》	国务院	2004年3月1日	兴奋剂的生产、销售、进出口等方面的规定
《中华人民共和国疫苗管理法》	全国人民代表大会常务委员会	2019年12月1日	疫苗研制、生产、流通、预防接种及监督管理系统性规定
《药品类易制毒化学品管理办法》	卫生部	2010年5月11日	药品类易制毒化学品生产、经营、购买许可的范围、条件、程序、资料要求和审批时限，药品类易制毒化学品原料药、单方制剂和小包装麻黄素的购销渠道，生产、经营企业和有关使用单位的安全管理制度、条件要求
《生物制品批签发管理办法》	国家食品药品监督管理总局	2018年2月1日	生物制品批签发的概念，批签发的申请，检验、审核与签发、复审监督与处罚的规定

（六）药品上市后安全监管法律规范

药品上市后监管主要是针对上市药品进行再评价，控制药品危害，及时淘汰不良反应大、疗效不确切的已上市药品，以保证公众用药的安全、有效、经济、合理，主要法律规范见表9-8。

表 9-8　药品上市后安全监管主要法律规范

规范名称	颁布机构	起效日期	主要调整对象
《药品不良反应报告和监测管理办法》	卫生部	2011 年 7 月 1 日	不良反应相关概念、药品生产企业、药品经营企业、医疗卫生机构应报告所发现的药品不良反应的责任、不良反应的评价与控制、相关责任主体的违法处罚等方面的规定
《药品召回管理办法》	国家食品药品监督管理局	2007 年 12 月 10 日	药品召回的概念与分类、召回程序与责任主体、法律责任等方面的规定
《药品安全"黑名单"管理规定（试行)》	国家食品药品监督管理局	2012 年 10 月 1 日	纳入药品安全"黑名单"的情形、处罚措施等规定

（七）其他方面法律规范

药事法规体系除上述几方面法律规范外，还包括一些调整专项问题的法律规范，见表 9-9。

表 9-9　药品管理其他方面法律规范

调整范围	规范名称	颁布机构	起效日期	主要调整对象
中药管理	《野生药材资源保护管理条例》	国务院	1987 年 12 月 1 日	重点野生药材保护分级及品种、保护管理办法等方面的规定
	《野生动植物保护法》	全国人民代表大会常务委员会	2017 年 1 月 1 日	野生动物及其栖息地保护、野生动物管理的规定
	《中药品种保护条例》	国务院	1993 年 1 月 1 日	中药保护品种的范围和登记划分、申请保护程序、保护措施等方面的规定
	《中药材生产质量管理规范（试行)》（GAP)	国家药品监督管理局	2002 年 6 月 1 日	中药材产地、栽培、药用动物养殖、采收与加工、包装运输与贮藏、人员设备、文件管理等方面的规定

续表 9 - 9

调整范围	规范名称	颁布机构	起效日期	主要调整对象
药品知识产权保护	《药品行政保护条例》	国家医药管理局	1992 年 12 月 19 日	药品行政保护的申请与审批程序、保护内容和期限等方面的规定
	《药品行政保护条例实施细则》	国家药品监督管理局	2000 年 10 月 24 日	

思考题

（1）什么是药事？

（2）药事组织在药事管理中的地位？

（3）药品使用者有哪些？

（4）药事管理中核心是什么？

（5）药事法规的法律渊源是哪些？

参考文献

［1］全国人民代表大会常务委员会. 中华人民共和国药品管理法第二次修订案［Z］. 2019 年 8 月 26 日.

［2］全国人民代表大会常务委员会. 中华人民共和国中医药法［Z］. 2016 年 12 月 25 日.

［3］国家市场监督管理总局. 药品生产监督管理办法［Z］. 2020 年 3 月 31 日.

［4］国家食品药品监督管理总局. 药品经营质量管理规范［Z］. 2016 年 7 月 20 日.

［5］邵蓉. 中国药事法理论与实务［M］. 3 版. 北京：中国医药科技出版社，2019.

［6］何宁，胡明. 药事管理学［M］. 北京：中国医药科技出版社，2018.

［7］曾渝，罗兴洪. 医药企业管理学［M］. 北京：中国医药科技出版社，2013.

［附］中医药相关网络资源

一、政府机构

（1）中华人民共和国国家卫生健康委员会（http：//www.nhc.gov.cn/）。机构职能包括：组织拟订国民健康政策，拟订卫生健康事业发展法律法规草案、政策、规划，制定部门规章和标准并组织实施；组织制定国家药物政策和国家基本药物制度，开展药品使用监测、临床综合评价和短缺药品预警，提出国家基本药物价格政策的建议，参与制定国家药典；组织开展食品安全风险监测评估，依法制定并公布食品安全标准；管理国家中医药管理局；等等。

（2）国家药品监督管理局（http：//www.nmpa.gov.cn/）。机构职能包括：负责药品（含中药、民族药）、医疗器械和化妆品的安全监督管理、标准管理、注册管理、质量管理及上市后风险管理及执业药师资格准入管理等。直属单位包括：中国食品药品检定研究院、国家药典委员会、国家药品监督管理局药品审评中心等。

（3）国家中医药管理局（http：//www.satcm.gov.cn/）。机构职能包括：拟订中医药和民族医药事业发展的战略、规划、政策和相关标准，起草有关法律法规和部门规章草案，参与国家重大中医药项目的规划和组织实施；组织开展中药资源普查，促进中药资源的保护、开发和合理利用；参与制定中药产业发展规划、产业政策和中医药的扶持政策；参与国家基本药物制度建设；等等。

（4）国家市场监督管理总局食品审评中心、国家中药品种保护审评委员会（http：//www.zybh.org.cn/）。机构职责包括：负责组织国家中药保护品种的技术审查和审评工作；负责组织保健食品的技术审查和审评工作；负责化妆品的技术审查和审评工作，等等。

（5）国家知识产权局（http：//www.cnipa.gov.cn/）。可通过网站对专利、商标、地理标志产品保护进行检索、申请或注册。

二、学术机构

（1）中国中医科学院中医药信息研究所（http：//www.cintcm.ac.cn/）。提供中医药科学数据中心、中医药虚拟研究院等链接，中医药科学数据中心数据资源包含中药化学成分数据库、中国方剂数据库、方剂现代应用数据库、中药基础信息数据库等多个数据库供查询。

（2）中国中医科学院中药资源中心（http：//www.nrc.ac.cn/）。以中国中医科学院中药资源学科优势为基础，整合国内研究力量，建成的国家级平台，全面承接全国中药资源普查成果，开展中药资源基础和应用研究及成果转化，进行中药资源的动态监测及生产适宜性区划，承担国家中药新药开发的中药资源可持续利用评估。

（3）中国医药信息网（http：//www.cpi.ac.cn/）。由国家药品监督管理局信息中心建设的医药行业信息服务网站，共建有20余个医药专业数据库，主要内容包括政策法规、产品动态、市场分析、企事业动态、国外信息、药市行情等。

（4）中国医药信息查询平台（https：//www.dayi.org.cn/）。提供典籍、术语、中药材、方剂、药膳食疗、医疗器械、古代医家、疾病、症状等医药信息查询。

（5）北京中医药大学中医药博物馆（http：//bowuguan. bucm. edu. cn/）。包含馆藏鉴赏、数字博物馆的链接。

（6）上海中医药博物馆（http：//bwg. shutcm. edu. cn/）。我国目前具有相当规模的中医药史专业博物馆。可在线浏览部分藏品。

（7）植物智——中国植物物种信息系统（http：//www. iplant. cn）。可查询中国植物志，检索植物标本、图片等信息。

（8）国家植物标本资源库（http：//www. cvh. ac. cn/）。可方便获取中国植物标本及相关植物学信息的电子网络平台。

（9）中国国家图书馆·中国国家数字图书馆（http：//www. nlc. cn/）。可使用部分远程数字资源服务。

（10）中国大百科全书数据库（http：//h. bkzx. cn/）。学科体系搭建完善，内容、知识点丰富。

（11）中国知网（https：//www. cnki. net/）。集期刊、博士论文、硕士论文、会议论文、报纸、工具书、年鉴、专利、标准、国学等内容为一体的网络出版平台，提供文献检索、知识元检索等服务。

（12）万方医学网（http：//med. wanfangdata. com. cn/）。提供医学学术资源服务，包括医学图书资源、医学视频资源、中医药知识库等内容。

（13）中国大学 MOOC 在线教育平台（https：//www. icourse163. org/）。承接教育部国家精品开放课程任务，向大众提供中国知名高校的 MOOC 课程。

（14）智慧树（https：//www. zhihuishu. com/）。在线教育，大型的学分课程运营服务平台。

（15）超星学习通（http：//www. xuexi365. com/）。包含图书、期刊等数字化学术资源，以及慕课、讲座在线教育平台。

（16）中医古籍数字图书馆（http：//lib350. zywx. org）。包括温病专题及 350 种专题中医药古籍的数字化图书。

三、其他

（1）世界中医药学会联合会（世界中联）（https：//www. wfcms. org/）。由世界中医药学会联合会主办，提供中医药信息服务，包括中医药新闻、国际标准、国际考试、人才交流等方面的内容。

（2）米内网（http：//www. menet. com. cn/）。集医药健康产业研究、医院市场研究、零售市场研究、商业渠道研究、互联网在线医药健康信息服务于一体的综合性专业信息服务平台。

（3）蒲标网——中国药典、药品标准在线查询（http：//db. ouryao. com/）。可查询药物方面的常用法律法规，如《药品管理法》《药品注册管理办法》《中国药典》《药品生产监督管理办法》等。

（4）中医药—中国医药网（http：//www. pharmnet. com. cn/tcm/）。面向医药行业的

专业性商务网站，中医药栏目是医药网与上海市中医文献馆联合推出的，可查阅中医古籍、常用方剂、中药知识。

（5）中药材天地网（https：//www. zyctd. com/）。中药材信息资讯及服务平台，并推出中药材电子商务交易平台"中药材诚实通"。

（6）承继堂中医中药论坛（http：//www. chengjitang. org/）。包括中医药文化及相关学科如中药鉴定、中药炮制、中药制剂等讨论版块。

（7）丁香园（http：//www. dxy. cn/）。医药及相关专业交流平台。

（8）小木虫学术科研互动社区（http：//muchong. com/）。医药及相关专业交流互动网站。